JN050597

看護教員のための

問題と解説で学ぶ 教育指導力トレーニング

監修
佐藤 浩章
大阪大学国際共創大学院学位プログラム推進機構 教授

編集
大串 晃弘
四国大学看護学部 講師

医学書院

看護教員のための 問題と解説で学ぶ教育指導力トレーニング
発　行　2023年12月1日　第1版第1刷©
監　修　佐藤浩章（さとうひろあき）
編　集　大串晃弘（おおぐしあきひろ）
発行者　株式会社　医学書院
代表取締役　金原　俊
〒113-8719　東京都文京区本郷 1-28-23
電話　03-3817-5600（社内案内）
印刷・製本　三報社印刷

ISBN978-4-260-05361-7

執筆者一覧

監修

佐藤 浩章

大阪大学国際共創大学院学位プログラム推進機構 教授

編集

大串 晃弘

四国大学看護学部 講師

著者(執筆順)

大串 晃弘

四国大学看護学部 講師

前田 裕介

大阪大谷大学教育・学修支援センター 助教

上月 翔太

愛媛大学教育・学生支援機構 教育企画室 講師

根岸 千悠

京都外国語大学共通教育機構 講師

西田 千夏

藍野大学医療保健学部 教授

はじめに

看護師と看護教員の違いは何でしょうか．2022年改訂の厚生労働省の職業分類に従えば，看護師は「医療・看護・保健の職業」に，専門学校教員や大学教員は「保育・教育の職業」に分類されています．看護師になるためには，法令で定められている必要な教育を受け，看護師国家試験に合格せねばなりませんが，看護教員になるためには何が必要でしょうか．

看護専門学校等の教員には，厚生労働省のガイドラインに基づき，「現場経験5年以上」に加え「専任教員として必要な研修を修了」することなど，または「現場経験3年以上」と「大学または大学院で教育に関する科目を履修」することが求められています．

一方で，看護学を教える大学教員には，このような研修は必須化されていません．これは不思議なことです．大学がエリートのための高等教育機関であった時代はともかく，現代のように大衆化した高等教育機関において，大学教員の教育能力を育成するための研修は不要であるとする根拠を説明できる人はいないでしょう．

多くの大学や専門学校では，教育能力を育成するための研修を提供できていません．また教育能力について悩みや課題があったとしても，それを支援する専門スタッフも配置されていません．

このような状況では，看護教員各自が自己啓発として，自らの教育能力を伸ばさざるを得ません．まず授業の設計に問題があったのか，それとも，授業の方法に問題があったのか，あるいは，学生を評価するところに問題があったのかというように，自らの教育を振り返る必要があります．その振り返りの助けとなるのが本書です．類書と比較しても，本書はユニークな特徴をもっています．

まず，教育学と看護学の専門家が共同で執筆している点です．教育学の専門家の書いたものは理論ばかりで読みにくい，看護学の専門家の書いたものは経験論に陥りがちという弱みを克服し，双方の強みを掛け合わせることで，看護教育という文脈において，教育学の基礎を学べる書籍となっています．

次に，問題集形式で執筆されている点です．看護教員にとって馴染み深い国家試験に近い形式にしています．説明を読むだけでは理解や記憶の定着に不安を感じることもあるでしょう．本書では問題を解いたり，解説を読んだりすることを通して，自然に内容が理解・定着していくという工夫がなされています．

本書が，教育についてもっと学びたい，目の前の学生の学びをもっと支援したいと考えている看護教員にとっての愛読書になることを期待しています．

2023 年 11 月

佐藤浩章

本書の目指すところと使い方

問題を解き，解説を読むことで教育力向上に役立つ

皆さんは自信をもって授業をしたものの，筆記試験では学生の成績が思ったより悪かったという経験や，色々と工夫を凝らして演習を行っても，いざ臨地実習に行くと学生が思いどおりに看護援助を実施できなかったという経験はありませんか．私自身は学生のために寝る間も惜しんで授業資料を作成して授業を行ったにもかかわらず，筆記試験では思いどおりの結果が得られず意気消沈した経験があります．また，学内の演習においても，何日もかけて物品の準備や演習に用いる課題の作成を行い，頭のなかでシミュレーションを何度も行い，演習当日もシミュレーションどおりに進めることができても，自分が担当する臨地実習で演習の学びが活かされていない学生に出会ったときは何ともいえない気持ちになりました．こういった不完全燃焼な思いは，看護教員だと多かれ少なかれ抱いたことがあるのではないでしょうか．

このような経験はできるならば避けて通りたいですが，経験してしまった場合は今後の授業を改善するために役立てたいものです．具体的には，自分の授業の何が不十分だったか，どうすればよいか，何を取り入れればよいかを検討することになります．このような教員による取り組みは，より質の高い教育を学生に提供することを可能とし，質の高い看護学生あるいは看護師を育成することにもつながります．

本書では，教員がよりよい教育を学生に提供するための能力を**教育力**と呼びます．そして，その教育力を，**教育評価力**，**教育設計力**，**教育指導力**の３つからなるものと定義しています．**教育評価力**とは，学習目標に対する学生の到達度を的確に評価したり，評価対象に合わせて適切な評価方法を選択することができる能力です．**教育設計力**とは，講義や演習，実習科目を体系的かつ一貫性を保持して設計する能力です．**教育指導力**とは，授業にアクティブラーニン

グを取り入れたり，学生のモチベーションを高めるかかわりを行うことで効果的かつ効率的に学習を進めることができる能力です．これら3つの教育力が向上することで，教員は総合的に教育力を向上させることができます．さらに，教育力が向上することで，教育上のさまざまな問題を解決するための**授業改善**を行うことも可能となります．

本書の最大の特徴は，問題集形式を採用していることです．皆さん自身が，教育に関する資格試験を受験するつもりで教育に関する問題を解き，繰り返し解説を読むことで，より効果的に教育力の向上を図っていきます．さらに，どの教育機関の看護教員にとっても役に立つ汎用的な内容となっているため，所属機関を問わず教育力を向上させることができます．

本書の問題形式は看護師国家試験の問題形式に合わせて【必修問題】【一般問題】【状況設定問題】に分けられているなど，直感的に問題の難易度や形式を把握することができるような工夫がされています．また，選択肢問題だけでなく，組み合わせ問題や並べ替え問題も用いているため，さまざまな問題に触れることもできます．さらに，学習した内容をより深めたい人のために【学びを深めるコラム】を設けており，専門書と合わせて学習を進めていくこともお勧めします．

これから看護教員を目指す人や教育経験の浅い看護教員は，本書を通して教育評価，教育設計，教育指導に関する基礎的な知識を獲得し，看護教育のさまざまな場面における実践的な教育力を向上させることができます．一方で，教育経験の豊富な教員は，本書の問題や解説を批判的に読むことで，経験を理論で裏付け，より高次の教育力を身につけることができます．また，教育力の向上は看護教員同士で教育に関する意見交換を行う場面でも有用となります．

本書の問題や解説は，執筆者間で何度も意見交換を行ったうえで，できる限り納得のいく解答となるように作成をしています．また，問題集形式を採用しているため，設問は基本的に「正しいもの」や「正しくないもの」といった表現にしていますが，実際は明確に正誤を判断できない場合もあります．また，教育活動は教育機関の方針，教員の教育観や看護観による影響も受けるため，解答・解説に違和感を覚えるものがあるかもしれません．もしそのような場合は，周囲の教員と意見交換を行い，皆さんが行っている教育について改めて考える機会にしてみてください．

自分の学習スタイルに合わせて好きな順番で学べる

本書『看護教員のための　問題と解説で学ぶ教育指導力トレーニング』では，教育力の要素の１つである**教育指導力**の向上を目的としています．本書で取り扱う教育指導力とは，学生の学習を促進する実践的な関与を通じて，効果的かつ効率的に指導する能力のことを指します．具体的な教育指導力には，学生の能動的な学習を促す力，学習意欲を高める力，学生の深い思考を促す力などがあります．

学生の能動的な学習を促す力は，教育機関から求められる以前に，教員として習得しなければならないものです．特に，ディスカッションやプレゼンテーションなどのアクティブラーニングを取り入れて授業を展開するためには必要不可欠です．

学生の学習を促すためには，学生の学習意欲を高める力も重要です．例えば，ディスカッションのときには，「よい話し合いができていますね」や「患者の個別性に合った看護問題が立案できていますね」というように，学生個人やグループの承認欲求を満たす声掛けができるとよいでしょう．ディスカッションが活性化しないグループに対しては，「Ａさんと Ｂさんとでは，看護問題の優先順位が違いますが，なぜでしょうか」や「他のグループでは○○の看護問題が立案されていますが，このグループでは立案されていないのはなぜですか」といった発問をグループに投げかけることで，学生の思考を深く促す必要もあります．

本書では，こうした教育指導力のトレーニングを目指しています．普段，授業をどのように行っているか，また学生とどのようにかかわっているかを思い出しながら読み進めるとより理解が深まります．

Ⅰ部では，教育指導力がなぜ必要なのか，また，教育指導力の向上が教員にどのようなメリットをもたらすのかについて理解します．Ⅱ部では，教育指導に関する基礎的な用語について学んだ後，基本的な問題を解き，解説を読んで，教育指導の基礎知識を獲得することを目指します．また，Ⅲ部では，講義，演習，実習，卒業研究に関する授業の場面を想定した問題を解くことで，より実践的な教育指導力の向上を目指します．

教育経験の少ない看護教員は，Ⅰ部からⅡ部，Ⅲ部と順に読み進めることで，体系的に教育指導について学ぶことができます．また，教育経験の豊富な看護教員は，Ⅱ部で自身の教育指導にかかわる知識を確認したうえでⅢ部の問題を解くことで，これまでの経験と関連づけて学ぶことができます．教育経験の多い少ないにかかわらず，Ⅲ部の問題を解いてわからないところがあれば，Ⅱ部に戻って復習するようにし，それでもわからなければ専門書で確認しましょう．さらに，本書で取り扱う教育指導以外の教育力の要素である教育評価力と教育設計力を合わせて向上させることにより，総合的な教育力の向上が期待されます．

本書が看護教員もしくは看護教育にかかわる方々に読まれ，皆さんのさまざまな教育上の問題解決と質の高い看護学生そして看護師の育成につながっていくことを願っています．

2023年11月

大串晃弘

目次

Ⅲ部

教育指導力向上のための応用問題と解説

イラスト　シャム子

Ⅰ部
教育指導力を向上させる意義

教育指導力はなぜ必要なのか

授業の質は教員の教育指導力に左右される

本書では，**教育指導力**を「学生の学習を促進する実践的な関与を通じて，効果的かつ効率的に指導する能力」と定義します．教育指導力の基礎となる知識として，**学習の理論**，授業の基本となる**講義法**や**アクティブラーニング**の活用，ICT（Information and Communication Technology）の活用，**動機づけ理論**などを学びます．これらは，教育指導において知っておくべき基本的な知識であり，学習効果を最大限に引き出すために必要不可欠な知識です．

教育指導力が身についていない教員が授業を担当すると，学生によくない影響が及ぶ可能性があります．たとえ，授業が完璧に設計されていたとしても，教員が教育指導力を身につけていないと，学生は授業を理解しにくく，学習内容を記憶に残せないかもしれません．そしてその影響は，関連する講義や，演習・実習科目の学習にも及ぶでしょう．

身近な例として，学生時代に受けた授業について考えてみましょう．内容が理解しやすく学習内容を今でも思い出せる授業と，内容が理解しにくく筆記試験が終わればすべて忘れてしまった授業があったのではないでしょうか．その違いを生み出しているのは，本書で取り扱う教育指導力かもしれません．

学生の可能性を最大限に引き出す指導力が求められる

看護系教育機関において，最も重要な科目は実習科目でしょう．病院などの実習施設に赴き，学内で学んだ看護を実際の入院患者に提供することで，より実践的な看護を学ぶことができます．実習科目は，教員１人が少数の学生を担当し，数週間にわたって毎日顔を合わせながら指導を行うため，教員の教育指導力が学生の成長に大きな影響を与えます．

臨地実習では，学生の知識や技術の差が顕著に表れるため，教員は学生の能力に応じて個別指導を行う必要があります．教育指導力が身についていなければ，学生の理解が不十分な箇所を特定できず，適切な指導ができないでしょう．学生がもつ潜在的な能力が引き出されずに実習を終えてしまうと，トラブルに発展したりする可能性もあり，学生から「引率は○○先生のほうがよかった」といった不満が出てくるかもしれません．また，臨地実習で養われる**主体性**や**社会性**，**コミュニケーション能力**の育成が不十分なまま卒業してしまう可能性もあります．そのため，教員には，学生の可能性を最大限に引き出す教育指導力が求められます．

生涯学び続ける看護師を育成する必要がある

看護教員として臨地実習の引率をしていると，新しい治療方法や医療的処置を目にすることがあります．学生時代に教員から学んだ知識や技術も，時代の移り変わりとともに変化しています．医療はこれからも私たちの想像を超えた速さで進歩していくでしょうから，看護師は常に最新の知識や技術を身につけたうえで，患者にベストプラクティスを提供することが求められます．将来にわたり自立した看護師になるためには，最新の情報を習得し，生涯学び続ける能力を身につけなければなりません．

生涯学び続ける能力を養う科目の１つとして卒業研究があります．この科目では，文献検索能力や批判的思考，探究心や向上心などの育成を目指しています．教員の教育指導力が不足している場合，学生はそうした能力を身につけることができず，研究の必要性を理解できないまま卒業し，就業後は学びをやめてしまうかもしれません．また，卒業研究は国家試験対策と同時並行で履修するため，学生の負荷にならないように指導する教員がいても不思議ではありません．しかし，不十分な指導では，学生は国家試験に合格できたとしても，生涯学び続けることはできないでしょう．

教育指導力が向上すると何ができるようになるのか

効果的な授業ができる

看護学生にとって，看護師国家試験に合格することは重要な課題です．そのため，伝統的には多くの教員が国家試験の出題範囲に対応する授業を行ってきました．しかし，教える内容が膨大になったり，授業の進行が早過ぎて学生を置き去りにしてしまったりするという問題も生じています．

教員が教科書の内容をすべて教えようとするため，学習内容が広く浅くなるという問題があります．これは**網羅主義（網羅することに焦点を合わせた指導）**と呼ばれ，国家試験を意識しすぎる看護教員が陥りやすい問題です．このような場合，教える側にとっても，学ぶ側にとっても多くの時間と労力を費やすわりに，効果が現れないということが起きます．教科書の内容を網羅することを目的に**詰め込み型の授業**を行っても，学生の知識として定着しないとすれば，教育指導の修正が必要でしょう．理解や記憶のメカニズムを理解し，教育指導力を向上させることで，網羅主義を克服する授業ができるようになります．

最適な教育指導法を使い分けることができる

教育指導力を身につけることで，学習効果を最大限に高めるためのさまざまな**教育指導法**を使い分けることができるようになります．

例えば，疾病論という科目では，さまざまな疾患の症状や検査，治療方法について学びます．循環器疾患に関する授業を担当する場合，基本的に**講義法**を中心に用い，心不全や心筋梗塞，不整脈，弁膜症など臨床現場でよく見かける疾患の説明を中心に授業が進められます．この授業には，疾患に関連する臓器についての**発問**を取り入れることができ，学生に臓器の名前や部位を答えてもらうことで，既習の解剖学の復習を促すことができます．

また，教員自身の臨床経験を**ケーススタディ**として活用することで，学生の学習意欲を高めることもできます．さらに，循環器疾患の終末期をテーマに**グループディスカッション**を行うことで，倫理観を養うこともできます．**クリッカー**（学生が意思表示できる手持ちの電子端末）や**学習管理システム（Learning Management System：LMS）**などのICTを活用することで，選択問題の回答をリアルタイムに集計・発表することで，学習への関与を高めることもできます．

教育指導法は非常に多岐にわたりますが，場面に応じて適切な方法を選択しないと効果は上がりません．教育指導力を身につけることで，最適な教育指導法を選択することができるようになります．

医療従事者と協働できる看護師を育成することができる

患者に最適な医療を提供するためには，医師や看護師，管理栄養士，理学療法士といった医療従事者間の連携が必要です．特に，看護師は患者と最も長い時間接しており，患者の変化や状態，生活環境や社会的背景も把握していることから，医療従事者間の連携には欠かせない存在であるといえます．コミュニケーション能力や問題解決能力を身につけた学生が看護師になれば，チーム医療の実践において重要な役割を果たすことができるでしょう．チーム医療では，さまざまな職種がかかわるため，時として意見の食い違いやコミュニケーションエラーが起こることもありますが，看護師は他の医療従事者との調整役として機能し，職場内のコミュニケーションを円滑に行うことができるかもしれません．将来的に看護師として働くことを考慮すると，コミュニケーション能力や問題解決能力は，専門的な知識や技術と同等に重要な能力であるといえます．

コミュニケーション能力や問題解決能力を養うためには，授業に**グループワーク，ディスカッション，問題基盤型学習（Problem Based Learning：PBL）**を取り入れることが有効です．こうしたアクティブラーニングを授業に取り入れる場合，教員にはディスカッションを活性化させるための効果的な関与や，学生の学習意欲を喚起する教育指導力が求められます．教員が教育指導力をもって授業を行うことにより，学生にこれらの能力を身につけさせ，将来，他の医療従事者と協働できる看護師を育成することができるようになります．

Ⅱ部

教育指導力向上のための基礎問題と解説

教育指導の基礎知識を身につける

教育指導を行うためには，その対象や場所によって異なる学習の原理を考慮しなければなりません．そして，代表的な教育指導法である**講義法，アクティブラーニング，ICTを活用した教育指導法**を理解するだけでなく，**学習動機づけ**や**教育指導の検証方法**についての知識を習得する必要があります．Ⅱ部では，教育指導に関する問題に取り組み，本書での学びを発展させるために，その基礎となる知識を解説します．

教育指導のための学習の原理

教育指導を実践する際には，まず**学習の原理**をふまえておくことが有益です．それによって，学習目標の達成に最適な教育指導法や学習活動の選択の精度を高めることができるからです．また，先行研究から多くの人々に当てはまると想定される学習の原理から，学生の学習の状況を推し量ることもできます．

本節では「子どもと成人」「学校と職場」というキーワードで整理した学習の原理を使って，看護学生の学習の特徴を説明します．

子どもの学習と成人の学習

最初に取り上げるキーワードは，「**子どもの学習**」と「**成人の学習**」です．英語で教育学を意味する**ペダゴジー（pedagogy）**は，その語源から子どもの学習を意味するとされています．それに対し，ノールズは成人の学習を意味する**アンドラゴジー（andragogy）**という概念を提唱しました[1)]．ノールズが別の単語をつくり出したのは，成人の学習には子どもの学習とは異なる性質があると考えたためです．

子どもの学習と成人の学習の大きな違いは，学習者の自律性です．一般的に，成人の学習者は子どもの学習者よりも高い自律性をもって学習に取り組む傾向があります．例えば，学習を進める場所や時間，教材の選択など，学習方法に関する決定を自分で行うことができます．また，より多くの人生経験をもつ成人の学習者は，その経験を学習に活用することができます．子どもの学習に比べて，成人の学習はより現実に起こる問題解決を志向する学習が多く，科目やカリキュラムが定められていることが少ないため，自由度が高いという特徴があります．

看護学生の学習は子どもの学習でしょうか，成人の学習でしょうか．入学直後から高い自律性をもって学習する学生もいれば，年齢は十分に成人であっても子どものような学習スタイルで学ぶ学生もいます．それゆえ，看護学生の学習は子どもの学習と成人の学習の中間に位置しているといえるでしょう．このため，両方の学習の原理を理解し，学生個人や学年によって使い分ける必要があります．

学校での学習と職場での学習

次のキーワードは，「**学校での学習**」と「**職場での学習**」です．看護教育機関(専門学校や大学など)における学習は，学校の学習として，保健師助産師看護師学校養成指定規則に基づくカリキュラムに沿って進められます．しかしながら，同時に職場での学習への橋渡しとなる教育も取り入れられています．その代表例が臨地実習です．医療の現場で経験を積む臨地実習は OJT (On the Job Training) の準備学習です．教室のなかで行ったシミュレーションやグループワークを振り返るのも，職場での学習であるリフレクションの準備学習とも考えられます．このように，看護学校での学習は，学校での学習と職場での学習の両方の特徴をもっているため，両方の学習の原理を理解しておく必要があります．

学校での学習は，毎日決まった時間割のもと，検定を受けた教科書を用いて，系統的に進められます．一方，職場での学習にはこうした系統学習はあまり見られません．職場での学習は基本的に OJT で進められ，決まった教科書も時間割もありません．業務のなかで指導を受けたり，経験を振り返ったりして進められます．また，学習期間については，職場での学習は学校での学習よりも長期にわたります．例えば，学校であれば学生として所定の年限内で学習しますが，看護師としては職場において数十年にわたって学び続けることになります．したがって，学校では決められた時間で系統的な内容を，職場では経験を基に，より長期的な視点で学習を進める，という学習の違いがあることを考慮する必要があります．

職場での学習では，**熟達化**という考え方が用いられます．熟達とは，長期的な学習過程を通じて，経験を積み，多くの知識や能力を獲得することを指します[2)]．一般的に，ある領域に熟達するには，10 年程度を要するといわれます[3)]．看護においてはベナーのモデルが看護師の熟達化を説明したものとして有名です[4)]．

講義法

講義法とは

教育指導法の代表的なものに，**講義法**があります．これは，「学習者の知識定着を目的として，教育者が必要に応じて視聴覚メディアを使いながら口頭で知識を伝達する教育技法」のことです[5)]．中世に大学が成立して以来，高等教育機関においては最も一般的な教育指導法です．講義法の英語「lecture」はそもそもラテン語で「読む」という意味の「legere」に由来します．中世の大学の授業とは，一般には入手が困難であった書籍を教員が読み上げ，その解釈を示し，学生はそれを記憶することでした．現代においても教科書を読み上げるような授業は，中世の大学を継承したものといえるでしょう．

多様な教育指導法が使われる現在でも，知識の説明が必要となる授業は少なくないことから，今後も講義法は使われ続けるでしょう．現在，多くの講義法では，口頭で知識を伝えるだけでなく，視聴覚メディアが併用されています．

講義法の強みと弱み

講義法には，いくつかの強みがあります．まず，系統的な情報の伝達ができるため，学生は体系的に専門分野の知識を系統立てて習得できます．

また，場所や規模を問わずに使用できるため，講義室だけでなく実験室や講堂でも講義を行うことができます．最近では，オンラインで講義を実施することも一般的になりました．さらに，学習者の反応に応じて難易度を変更したり，即興的に補足説明を行ったりすることができるため，臨機応変な対応が可能です．

講義法には，もちろん弱みもあります．例えば，長時間説明が続くため，学生が飽きてしまったり，難解な内容だった場合，理解が難しくなり，学習意欲が減退してしまったりします．その結果，授業中に私語などの問題行動が起こることもあります．

これらの弱みを克服するためには，授業の設計を十分に行うことが必要です．授業の目標を明確にし，他の教育指導法と適切に組み合わせて実施するようにします．また，以下に示すような，講義法に必要なスキルをトレーニングすることも重要です．講義法は知識を伝達するために有効な手段ですが，学習目標によっては他の教育指導法を使うことも必要となります．

話し方

講義法で授業を行う際には，特に口頭での説明力が必要となります．しかし，声の大きさや話し方は個人によって異なるため，簡単には改善できないかもしれません．そこで，本項では話し方のスキルに関する留意点を紹介します．これらを少しずつ実践し，スキルを高めていくことが大切です[6)]．

まずは，自分の話し方を自己評価してみます．学生からのコメントを得るために授業アンケートを利用することもできますし，授業を録画・録音して後で聞き直すのもよいでしょう．話し方には声の大きさ，速さ，滑舌，口癖が重要な要素となります．

声の大きさは，教室全体に聞こえるようにする必要があります．喉や腹筋，横隔膜の使い方をトレーニングすることで大きい声を出せるようになる場合もありますが，難しければマイクを使うことも検討します．もしマイクが使えないならば，学生に近い場所で話すように，学生の着席位置を変えることもできます．教室の広さが学生数に対して大きすぎる場合は，教室を変更することも選択肢になります．

速さは，1 分間に 300～400 字程度が目安とされています．話の展開に応じて緩急をつけることも大切です．重要な事項を説明する際には少しゆっくりと話し，聞き取りやすくするようにします．

滑舌を良くするためには，口の形を普段より大きく動かしてみます．発声しようとする音の違いをはっきりさせるために，母音によって口の形を変えることが必要です．文章の最後は，発声が曖昧になりがちなので，文末を明瞭に発声することにも注意します．特に日本語では文末に重要な情報が来ることが多いので，文末が不明瞭だと学生の理解が疎かになります．

口癖については，学生からのコメントや録画・録音によって自分の口癖を自覚することが大切です．口癖が学生の理解を妨げる場合は，それを取り除くようにします．口癖が出そうになったら，沈黙の時間を作ることで学生に考えを整理し，思考する時間を与えることができます．

非言語コミュニケーション

講義法では教員の話だけでなく，身体や振る舞いからも多くの情報が学生に伝えられます．これを**非言語コミュニケーション**といいます．非言語コミュニケーションでは，教員の熱意や自信，態度，学生への関心や感情などを伝えることができます．また，口頭で伝えられる情報を補完することもできます．

ビジュアルハンドは，手を使って情報を提示する方法で，重要な説明箇所を強調するために手を挙げたり，大きさや方向，数字などを手で示したりします[5)]．ビジュアルハンドを使う際には，言葉と手の動きを合わせたり，動きをはっきり大きくしたり，動いた後に動きを止める瞬間を作ることが重要です．

アイコンタクトも非言語コミュニケーションの 1 つです．教員がまったく学生と目を合わさないと，学生は「この教員は自分たちに関心をもっていない」と感じてしまいます．逆に，適切にアイコンタクトが行われると，教員が自分たちに向けて話していることを感じ，問題行動の抑止にもつながります．ただし，特定の学生にアイコンタクトが集中すると，心理的な抵抗を感じさせてしまう可能性があるため，複数の学生に向けて行うようにします．中央部や四隅など教室内のポイントとなる座席位置を決めて，視線の方向を切り替えるのも効果的です．

関心喚起

講義法はしばしば一方的な情報提供に偏りがちなので，時折アプローチを変えるとよいでしょう．学生の**関心**を引くためには，まず要点を強調する必要があります．例えば，「これから話す内容は重要です」や「この内容は試験に出ます」といった一言は，学生の関心を引くことができます．逆に，「これから言う内容は細かいので聞き流しても構いません」といったような関心を損なう発言は避けるべきです．細かい内容を伝えたい場合は，「細かいことですが，興味深い点があります」といった肯定的な表現を用いるとよいでしょう．

関心を高める方法として**発問**も活用できます[7)]．どんな些細な問いでも，問われると人は考えてしまう傾向があります．教育学では，学習者の思考を促すために行われる問いかけは，発問という教育指導法として位置づけられています．説明の要点に対して問いかけをすることで，学生は考えながら説明を聞くことになります．優れた教育指導法の授業では，多くの発問が行われています．また，発問は学生同士のディスカッションやアクティブラーニングを促すきっかけともなります．

理解促進

理解を促進するためには，まずは伝達したい知識構造を明確に伝えることが重要です．学生が何についての話を聞いているのかがわからない場合は，話す側も聞く側も時間を無駄にしてしまいます．そのため，授業の冒頭や途中で，知識の構造を説明するタイミングを設けることが必要です．冒頭では，講義内容の概要を説明し，全体の構造を提示します．例えば，「今日はまず○○について話します．その後，△△について扱い，事例を基に議論します」といったように説明します．途中での説明の場合は，「ここまで○○について学習してきました．これから△△について学びましょう」といったように，前半の内容と後半の内容がわかるように伝えます．

また，重要な内容は繰り返し説明し，比喩や置き換えを活用することで，よりわかりやすく説明することができます．身近な事例や経験に関連づけた説明も理解を促進する効果があります．教員自身の体験を説明に取り入れることも，学生の関心を引き，理解を深めるために役立ちます．

アクティブラーニング

アクティブラーニングとは

アクティブラーニングは最近よく聞かれる教育指導法で，看護系教員でも授業に取り入れる必要性を感じていることでしょう．アクティブラーニングの定義は多様であり，専門家の間でも議論が続いていますが，中央教育審議会では以下のように定義しています．

「教員による一方向的な講義形式の教育とは異なり，学修者の能動的な学修への参加を取り入れた教授・学習法の総称．学修者が能動的に学修することによって，認知的，倫理的，社会的能力，教養，知識，経験を含めた汎用的能力の育成を図る．発見学習，問題解決学習，体験学習，調査学習等が含まれるが，教室内でのグループディスカッション，ディベート，グループワーク等も有効なアクティブラーニングの方法である」

文献 8) より引用

この定義からアクティブラーニングの特徴は３点あることがわかります．１つ目は，教員による一方向的な講義形式の教育とは異なる点です．アクティブラーニングには，学生が自分の意見を述べる，書くといった双方向的な学習活動が含まれています．２つ目は，学修者の能動的な学修への参加を取り入れた教授・学習法の総称であるということです．教授・学習法と記載されていることから，アクティブラーニングは教員にとっての教育指導法でもあり，学生にとっての学習方法でもあることがわかります．教員には能動的な学修を授業に取り入れること，学生は能動的に授業に参加することが求められます．３つ目は，汎用的能力の育成を図ることができる点です．汎用的能力の具体例としては，職場や地域社会で多様な人々と仕事をしていくための基礎的な力である社会人基礎力や，学士課程教育で目指す学習成果の指針である学士力があります[9,10]．一方向型の講義法でこれらの能力を養うことは難しいため，授業にアクティブラーニングを導入することが求められているのです．

アクティブラーニングの定義は他にもあります．

「一方向的な知識伝達型講義を聴くという (受動的) 学習を乗り越える意味での，あらゆる能動的な学習のこと．能動的な学習には，書く・話す・発表するなどの活動への関与と，そこで生じる認知プロセスの外化を伴う」

文献 11) より引用

この定義によると，アクティブラーニングの具体例として，学生が書く・話す・発表するなど，双方向的な学習活動に参加することが挙げられます．また，この学習活動には，認知プロセスの**外化**を伴うことも求められます．ここでいう外化とは，学生が理解したことや考えたことを，観察可能な形で表現することを指します(ちなみに，**内化**という用語は，授業を聞く・本を読むなどの行動をとることで，外部の情報を自分の頭のなかに取り込むことです)．つまり，授業において学生が学習活動に参加し，かつ外化を伴っている場合には，能動的な学習と考えられます．ただし，一方向的な講義法でも，学習者が深く考えることができている場合には，外化を伴わなくても能動的な学習であると見なせるという意見もあります[11,12]．

アクティブラーニングの一般的な特徴は **表Ⅱ-1** の通りですが，教授方法・学習方法だけではなく学生の態度や価値観の探求といった要素が含まれます．

表Ⅱ-1 アクティブラーニングの一般的特徴

1. 学生は授業を聴く以上のかかわりをしていること
2. 情報の伝達より学生のスキルの育成に重きが置かれていること
3. 学生は高次の思考（分析，総合，評価）にかかわっていること
4. 学生は活動（例：読む，議論する，書く）に関与していること
5. 学生が自分自身の態度や価値観を探求することに重きが置かれていること
6. 認知プロセスの外化を伴うこと

文献13，14）をもとに筆者作成

アクティブラーニングの背景

第二次世界大戦後，特に1960年代から70年代前半にかけ，米国の高等教育は規模を飛躍的に拡大させたことで，大量の学生を受け入れるようになりました[15)]．米国の高等教育が大衆化したことで，以前には進学してこなかった新しいタイプの学生が進学してくるようになり，学生の多様化が進みました．新しいタイプの学生に関しては，高等教育で学ぶ意味や目的意識が希薄であったり，伝統的な講義法を用いた授業では理解が十分できなかったり，あるいは授業に関心を示さなかったりといった問題が指摘されるようになりました[11)]．このような背景をふまえ，多様な学生の学習を促すための教授・学習方法の概念として，アクティブラーニングが登場しました．

日本においては，2012年に中央教育審議会答申のなかで，伝統的な講義法を中心とした授業から能動的学修であるアクティブラーニングへの転換の必要性が提起されました[8)]．この背景には，大学の卒業生に専門分野の知識や理解だけではなく，前述した社会人基礎力や学士力が求められるようになったこと，社会のグローバル化に対応するため国際的通用性を備えた質の高い教育を行うことが重要視されていること，高等教育への進学率が50%を超えたユニバーサル段階を迎えた日本において，米国と同様に学習意欲や目的意識の希薄な学生に対し，主体的に学ぼうとする姿勢や態度をどのようにもたせるかが課題となっていることがあります[16)]．

21世紀の教育では，**知識**，**スキル**，**人間性**に加え，学び方自体を学ぶ**メタ学習**が重要視されています[17)]．メタ学習とは，単なる学習活動以上に高次元の学習活動であり，知識やスキル，人間性の育成に必要なすべての教育をコントロールする役割を担っています（**図Ⅱ-1**）．メタ学習は，中央教育審議会で掲げられている生涯学習力と同様に，学校教育を終えた

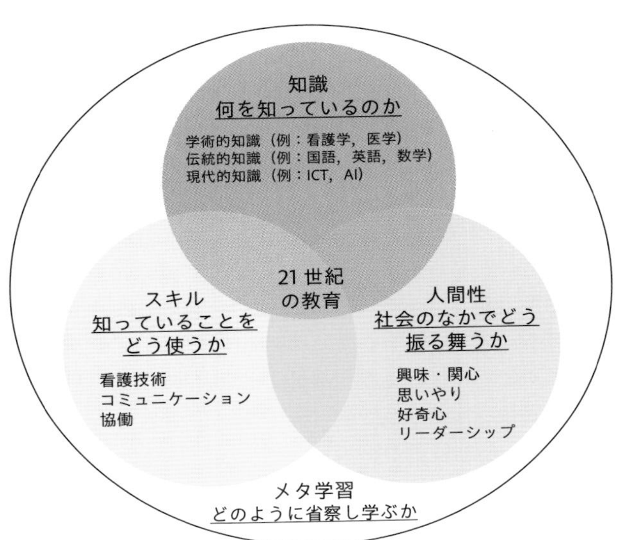

図Ⅱ-1 看護教育における知識，スキル，人間性とメタ学習の位置づけ

文献17，18）をもとに筆者作成

後も学習を深めるための基盤となる力です．しかし，これらの力を伝統的な講義法で育成するのは難しいため，アクティブラーニングという教育指導法の導入が推進されているのです．

アクティブラーニングの効果

アクティブラーニングには次のようなメリットがあります．①学習意欲を喚起することができる，②知識の習得と理解を促すことができる，③汎用的な能力を育成することができる，④学び方を学ばせることができる．これらについて以下に詳しく説明します[7,19]．

❶ 学習意欲を喚起することができる

伝統的な講義法では，教員が知識を一方向的に伝えるだけで，学生は受け身になりがちです．その結果，学生の学習意欲が低下したり，集中力が持続しなかったりすることがあります．一方，アクティブラーニングでは，学生が能動的に学習活動に参加することで，自分の興味や関心が刺激され，これにより，学習意欲が高まると考えられます[20～22]．グループワークはアクティブラーニングの一例で，学生同士が協力して課題を解決することで，積極的な授業参加を促します．

❷知識の習得と理解を促すことができる

知識は講義法でも伝えることはできますが，それだけでは不十分です．アクティブラーニングでは，学生が自ら知識を探求し，整理し，応用することで，理解度を高めることができます．コンセプトマップの作成はアクティブラーニングの一例で，中心テーマ（焦点質問）に関連するコンセプト（概念）間の関係を図式化したものです[14]．コンセプトマップを作成することで，学生は学んだ知識を自分の言葉で表現し，既有の知識と結びつけることができます[23]．また，コンセプトマップを修正することで，学生の知識習得や理解深化の過程を教員が把握することもできます．

❸汎用的な能力を育成することができる

アクティブラーニングには，伝統的な講義法では難しい汎用的な能力の育成が期待されています．汎用的な能力とは，専門分野や職種を問わず求められる能力であり，コミュニケーション能力や論理的思考力，リーダーシップ・メンバーシップを遂行する能力，問題解決力などがあります．教育機関を卒業する前の段階で，専門的な知識や技術だけではなく汎用的な能力を身につけておくためには，授業に**問題基盤型学習（Problem Based Learning：PBL）**や**チーム基盤型学習（Team Based Learning：TBL）**を取り入れることができます[24～28]．

❹学び方を学ばせることができる

教育機関を卒業した後も生涯にわたって学習をし続けるためには，自律的に学ぶ能力を身につけておくことが必要です．アクティブラーニングを取り入れた授業では，学習方法を学ばせる効果も期待できます[29,30]．例えば，グループ学習では他の学生が課題にどのように取り組んでいるかを学ぶことができます．PBL を取り入れた授業では問題を解決するための計画の立て方を学ぶことができます．

アクティブラーニングの課題

アクティブラーニングにはさまざまな効果が期待されていますが，一方で課題もあります．以下では，①学習量が削減される，②消極的な学生が存在する，③授業運営スキルが求められる，という3つの課題とその克服法について説明します[7,19]．

❶学習量が削減される

伝統的な講義法では知識を一方向的に伝達しているため，教員が必要であると考える内容を授業時間内に多く取り扱えます．しかし，アクティブラーニングでは知識伝達の時間が減ります．看護師国家試験で出題される内容は幅広いので，教員は専門分野の知識を授業で網羅したいと思うかもしれません．しかし，網羅主義は学生のニーズや関心，学習内容の精選を妨げ，学習目標の達成を難しくする可能性があります[31]．そのため，アクティブラーニングを導入する際は，学習内容を「重要な概念と核となる課題」「知ること・できることが重要」「知っておく価値がある」の3つに分類し，授業で取り扱う内容を1つめのものに限定したり，授業時間外も活用した授業設計をしたりする工夫が必要です[32]．

❷消極的な学生が存在する

アクティブラーニングでは学生が能動的に学びますが，その方法自体に乗り気ではない者もいます．日本の大学においては教員が知識・技術を教える講義形式のほうがよいと考える学生が多いという調査結果もあります[33]．

また，ディスカッションやグループ学習を授業に取り入れても，参加しない**フリーライダー**の学生が生まれることもあります．この場合，作業量や内容に偏りが生じて，グループ学習を嫌う学生が出てきます．フリーライダーは他の学生の学びを阻害する可能性もあります[34]．そのため，授業ではアクティブラーニングに消極的な学生を参加させる工夫が必要です．例えば，グループ学習の場合は，学生に司会や書記などの役割をもたせたり，消極的な学生が分かれるようにグループを決めたりするとよいでしょう．また，グループの人数を少数にしたり，ピア評価を取り入れて学習に責任をもたせることもできます．

❸授業運営スキルが求められる

アクティブラーニングを授業に取り入れるためには，教員には伝統的な講義法とは異なるスキルが求められます．しかし，その指導法がわからないまま授業に取り組んでいる教員が多いことが指摘されています[35]．

教員がアクティブラーニングを取り入れる際には，授業運営のスキルを身につける必要があります．授業を運営するためのスキルとしては，まず授業設計があります．アクティブラーニングを取り入れる授業を設計するためには，学習目標や評価方法，学習活動などを詳細に検討する必要があります．ディスカッションやグループワークは比較的容易に授業に取り入れることができますが，反転授業やPBLなどは，授業の設計段階から準備しておかないと取り入れることが難しいでしょう．

授業にアクティブラーニングを取り入れた後は，教員には**ファシリテーター**としての役割が求められます[19,36]．ファシリテーターとは，会議や議論の促進役で，グループが共通の目標を理解し，協力して目標達成を支援する人のことです．ディスカッションやグループ学習では，前述したような消極的な学生や，フリーライダーが生まれたりすることもあるため，これらの学生への対応が必要となります．そのため，教育経験の少ない場合や，授業に新たにアクティブラーニングを取り入れる場合は，学内の**FD (Faculty Development)** プログラムに積極的に参加したり，FD担当者に相談しながら協働で進めたりすることも検討するとよいでしょう[37]．

アクティブラーニングの方法

アクティブラーニングにはさまざまな教育指導法があります[7,38]．学習活動や学生数，学習内容などによって取り入れやすさが異なるため，場面に応じて使い分けるようにするとよいでしょう．

以下では，看護教育の場面で活用しやすいアクティブラーニングの方法を目的別に紹介します．

❶ディスカッションを促す

○シンク・ペア・シェア (Think, Pair & Share)

教員から出された問いに対して，まず1人で回答を考え (Think)，次にペアを作って，考えた回答について話し合い (Pair)，その内容を全体で共有する (Share) という方法です．教室全員の前で意見を発表することには抵抗があっても，一度他者と意見交換することで発表しやすくなります．

○バズ学習

6人の小グループで6分間話し合うディスカッション法で，6・6討議法とも呼ばれます．教員から出された問いに対して，各グループに分かれて1人1分間ずつ意見を出し合い，その結果を全体で共有して結論にまとめていく方法です．人数や時間は参加者によって変更可能で，学生個人の経験を共有したり，意見を集約したりする際に効果的です．実施する場合はリーダーや書記を決める，1人1回は発言する，といったルールを決めると円滑に進めることができます．

❷書くことで思考を促す

○ミニッツペーパー

授業の終わりに学生に配布し，授業のポイントや疑問点，理解度，評価などを数分で記入させて回収する方法です．教員と学生とのコミュニケーションをとるツールとしても活用できます．自由に書かせることもできますが，「今日の授業で新たに発見したことは何ですか」「今日の授業で疑問に思ったことは何ですか」「今日の授業でもっと知りたいことは何ですか」といった質問を入れることで，学習を促すことが期待できます．

○大福帳

授業終了時に学生にコメントを書かせる方法です．ミニッツペーパーと似ていますが，大福帳は授業期間を通して同じ用紙を用いる点が異なります．学生が書いたコメントに対し，教員からのフィードバックを毎回書くことで，学生と双方向的にかかわることができます．また，大福帳は学生が毎回コメントを書くことから出席簿の代わりとして活用することもできます．

○当日レポート方式（Brief Report of the Day：BRD）

授業の当日に学生にレポートを課すことを前提として授業を進める方法です．授業の最初にレポートのテーマを発表し，一定時間教科書や資料などを参考にして学生がレポートの構成を考えます．その後，学生は，他の学生の構想を聞いたり，教員の講義を聞いたりしたうえで，授業の最後にレポートを書きます．BRDでは教員の講義時間が短くなるという課題はありますが，学生の集中力が増し，私語が減るといった効果も期待できます．

○コンセプトマップ

コンセプト（概念）間の関係性をノード（円や長方形）とリンクとリンク語を使って視覚化するツールです（図Ⅱ-2）．学生はコンセプトマップの作成を通じてコンセプト間の関係性を整理することができ，中心テーマ（焦点質問）に関する理解をより深めることができます．教員にとっては，学生の作成したコンセプトマップを確認することで，学生がどのように中心テーマを理解しているか，また間違って理解している部分はないか

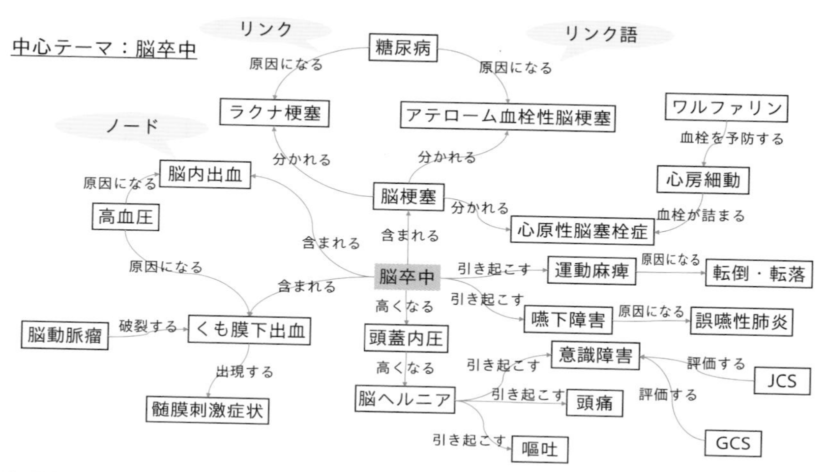

図Ⅱ-2　コンセプトマップの例

を評価する際に活用することもできます．

❸学生に相互に学ばせる

○ピア・インストラクション

学生に多肢選択問題を提示し，学生同士で議論させることにより，授業で扱う知識の定着を促す方法です．まず，学生に多肢選択問題を提示し，学生1人で解答を投票させます．解答を投票させる際は，**クリッカー**（学生が意思表示できる手持ちの電子端末）やスマートフォンなどを用います．

学生個人の正答率が30％に満たない場合は正解者が少なく学生間での有効な議論ができないと考え，教員が問題を解くために重要な知識について再度説明を行ったうえで解答の投票をもう一度行います．正答率が30～70％であった場合は，2～3人で選んだ選択肢とその理由について3分間で議論します．そして，議論の後に再度解答を投票してもらいます．正答率が70％以上となる場合は，多くの学生が理解していると考えます．そのため，説明や議論を行う時間は必要ないと判断し，すぐに問題の解説を行い次のテーマに移行します．

○ジグソー法

メンバーごとに担当者を決めて教え合う方法で，ピースを合わせて完成させるジグソーパズルが用語の由来です．例えば，ある学習内容を4つに分けて，4人グループの1人ずつが担当します．そして，同じ学習内容を担当している他のグループの学生同士で専門家グループ（エキスパートグループ）を作り，学習を進めていきます．その後，専門家グループでの学習を元のグループにもち帰り，学生同士で学習した内容を教え合います．専門家グループで学習した内容については他の学生は詳しく知らないため，個々の学生には他のメンバーに教えるという責任感が生まれます．

❹経験から学ばせる

○ロールプレイ

実際の場面を想定し，学生にその場面における役割を与えて演じさせる方法です．看護分野では看護師役や患者役を演じることが多いです．技術やスキルの習得，知識と行動との違いの認識，他人の立場への理解などを促したい場合に効果的です．

○サービスラーニング

教室での学習と，地域社会の課題を解決するために用意された社会貢献活動とを組み合わせた方法です．地域での活動を教室内の学習と結びつけて振り返ることで，認知面や情意面の発達や市民性の獲得といった効果が期待できます．また，地域貢献の観点から，大学の他の目的とも結びつきやすいです．

❺事例から学ばせる

○問題基盤型学習（Problem Based Learning：PBL）

医学や環境学，法学，工学などの実践の場において，問題解決が職業的スキルとして求められる学問分野で用いられる方法です．課題の設定は事例のシナリオが一般的ですが，実際に体験した問題を扱う場合もあります．教員は学生に課題を提示しますが，学生には自主的な学習を求めます．そのため，授業は主に学生同士の質疑応答で進行し，教員の発言は10％以下というのが原則です．学生の学習意欲を高める，学習の定着度を確認する，創造性を育成する，などさまざまな効果が期待できます．

○チーム基盤型学習（Team Based Learning：TBL）

学生が個人で予習した内容をもとに，個人とグループでテストを解く方法です．大きく分けると，個別学習を行う予習段階，実際の授業の時間で行う準備確認段階（個人の確認テスト），学習内容の応用段階（チームによるテスト）の3段階で構成されています．テストの内容は自由記述よりも客観テスト（多肢選択式，○×式，空欄充当式）のほうが用いやすいです．

PBL（Problem Based Learning）と比較して，大規模クラスでも取り入れることができます．

❻授業に研究を取り入れる

○プロジェクト基盤型学習（Project Based Learning：PBL）

１人ないしチームでプロジェクト（学習者の興味関心に基づきさまざまな活動を必要とする研究課題）を遂行しながら学習する方法です．課題を解決するプロセスを通じて，知識の必要性や応用性，有用性を理解し，知識間の統合を行うことができます．

○フィールドワーク

教室から出て実際に現場を訪れ，その対象を直接観察し，関係者への聞き取り調査やアンケート調査を行うなど，現地で資料を採取する学術的に客観的な成果を挙げるための調査方法です．実施にあたっては，予算や安全性，日程などクリアしなければならない課題は多いですが，学生の学習動機を高め，学習内容を記憶に定着させやすい方法です．

○ポスターセッション

教室内の壁に成果物を掲示し，その前に発表者を置き，同時多発的にプレゼンテーションを行う方法です．聞き手の学生が採点を行うこともあります．グループ活動の成果を発表する場合は，何度も発表を経験することで慣れが生じてくることや，グループメンバー全員に発表する機会があるといったメリットがあり，大規模クラスにも有効です．プレゼンテーションの際に，聞き手が質問やコメントを記載したシートを発表者に渡す，発表後に学んだことや振り返りを行う，といった工夫を取り入れることも重要です．

❼授業時間の学習を促す

○授業後レポート

授業で学んだことやディスカッションしたことをふまえてレポートを書かせる方法です．授業内容を自分の言葉で整理し直すことによって，深い理解を促すことができ，学生の理解度を評価することもできます．提出されたレポートは早めにフィードバックをすることが重要です．

○授業前レポート

次回の授業を開始するまでにあらかじめ資料を学生に配付しておき，その資料をもとに短いレポートを作成させ，授業の当日の朝までに提出させる方法です．提出されたレポートは授業までに大まかに評価して返却をします．教員にとっては学生の理解や関心を事前に確認したうえで授業を行うことができ，学生にとっても納得感のある授業を展開することができます．

〇反転授業

伝統的な授業と授業時間外学習の役割を入れ替えた方法です[39]．授業前に短い講義の映像などを視聴したうえで授業に参加し，授業中は個別ワークやグループワーク，学生間のディスカッションなどを行います．反転授業を取り入れることで，授業時間外学習を促すことが期待できます．教員は，授業前の映像では講師としての役割，授業中はファシリテーターとしての役割が求められます．

アクティブラーニングへの関与を高める方略

アクティブラーニングを授業に取り入れる場合は，学生の**関与**を高める働きかけが重要です[7,19]．例えば，初回の授業の際には，アクティブラーニングの意義や方法を学生に伝えるようにします．また，学生同士がお互いのことを知らない場合は，緊張や不安によりグループ活動を効果的に進めることが難しいため，授業に**アイスブレイク**を取り入れます．アイスブレイクとは，人間関係の緊張や不安を解きほぐし，学習活動に参加しやすい雰囲気を作るための活動です．アイスブレイクにはさまざまな方法があるため，場面や目的に合わせて使い分けるようにします．

学生への関与を高めるためには学習環境も重要です．可動式の机や椅子，ホワイトボードなどを備えたアクティブラーニング型の教室も増えてきています．学生数が多い場合には使用することは難しいですが，少人数であればそのような教室を活用するとよいでしょう．学生同士がディスカッションやグループワークに取り組む場合は，学習活動が促されるように机や椅子の配置も検討します．お互いの顔が見えて，声が聞こえるように移動させる必要もあるかもしれません．

ICT を活用した教育指導法

ブレンデッド授業

対面授業とオンライン授業を組み合わせた授業形態は，**ブレンデッド授業**もしくは**ハイブリッド型授業**と呼ばれており，組み合わせ方によってさまざまな形があります．コロナ禍のような非常時に限らず，今後の看護教員には，ICT を活用した授業を円滑に実施するためのスキルが求められます．

分散型授業は，コロナ禍において注目された授業形態です．コロナ禍では，教室内での密集を避けるために学生をグループ分けし，対面グループとオンライングループを週ごとに入れ替えるという形が取られていました．しかし，コロナ禍以外の場面でも活用できます．例えば，授業に用いる道具が少なく，1つを2人の学生で使っていた場合，受講生を半分に分け1人に1つずつ提供し，残りの半分は非同期のオンデマンド授業を行う，などの工夫ができます．

ハイフレックス型授業も，コロナ禍以降によく聞くようになった授業形態で，「学生が，対面授業かオンライン授業か，同時か非同時かを選択できる授業形式」のことを指します[40)]．この形態は，学生にとっては自由度が高くメリットが多いですが，教員にとっては，対面で授業を実施しながらオンラインでも配信し，かつ配信したものを収録しておき，後で視聴できるようにする必要があるため負荷の高いものです．さらに，音声および映像の機材やソフトを事前に設置・設定して，トラブルにも迅速に対処し，対面とオンラインの学生の双方に気を配りながら授業を進めなければなりません．これらの作業を教員1人で行うことは難しいため，ティーチングアシスタントなどの人的サポートが必要でしょう．

反転授業は，事前学習をオンラインで実施し，対面授業では演習やプロジェクトを実施するという授業形態です[41)]．事前課題は動画教材のみとする定義もあれば，教科書を読むなどテキストベースの教材も含むというとらえ方もあり，定義にはまだ議論もあります．事前学習に学習内容の解説が含まれており，事前学習と対面授業をつなげる丹念な授業設計が含ま

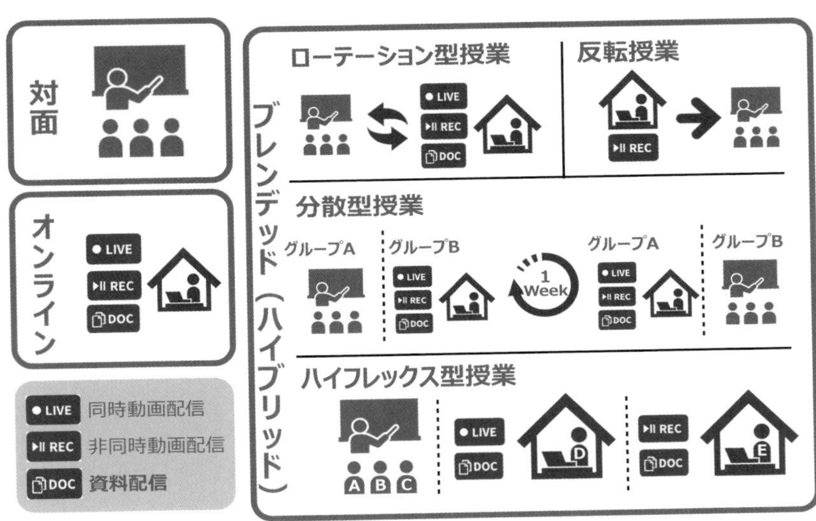

図Ⅱ-3 オンラインと対面を組み合わせた授業形態

文献44）をもとに筆者作成

れていることが反転授業の特徴であるといえます[42]．

ローテーション型授業とは，1つのコースや科目の授業において，オンラインと対面を含む形で実施する授業形態の総称です．反転授業もこの一形態として位置づけることもできます．教室の中あるいは教室間を一斉に移動する場合もあれば，各自の個別の課題に基づいてローテーションをする場合もあります[43]．

これらの授業形態をまとめると図Ⅱ-3のようになります．オンラインを活用することで，受講人数や受講場所・時間の制約を緩和できたり，学生の理解度に応じて何度も視聴できたり，視聴速度を変更できたりするといった大きなメリットがあります．一方で，教員側には機材やソフトを準備して使用法を習得しつつ，さまざまな授業形態の学生に対応することが求められます．また，学生側には学習方法や時間の自己管理，環境整備が必要になるというコストもかかります．それぞれの特徴を見極めながら，ICTを活用した教育指導法を取り入れていく必要があります．

XR (Cross Reality/Extended Reality)

XRとは，**VR (Virtual Reality：仮想現実)**，**AR (Augmented Reality：拡張現実)**，**MR (Mixed Reality：複合現実)** などの総称です．VRはコンピュータによって作り出された仮想的な空間などを現実であるかのように疑似体験できる仕組みです．VRでは，ヘッドマウントディスプレイを用いて，画面に映し出される映像を360度見ることができます．ARはスマートフォンやタブレット，ARグラスなどで見た現実の環境に，コンピュータで作成した関連する情報を重ね合わせて表示する技術のことです．さらに，現実世界と仮想環境を組み合わせて人間の視覚に沿った仮想のイメージを作り出すことができるといった，VRとARの機能を組み合わせたものはMRと呼ばれます[45]．

XRはデバイスやインターネットが進歩したことや，コロナ禍でのオンラインを活用した遠隔コミュニケーションの必要性が生じたことで，近年需要が高まっている技術の1つです．教育分野や医療分野においてもXRの活用に期待が寄せられています[46〜48]．看護教育におけるXRの活用例としては，認知症をもつ高齢者の世界や熟練看護師の看護技術を疑似体験させる教育実践があります[49,50]．最近では，疑似体験にとどまらず，双方向型の教材開発が行われており，リハビリテーションや手術に活用しているという報告もあります[51〜53]．

動機づけの理論と方略

動機づけの理論

教育指導にあたって考えておくべきことの1つが，学習への**動機づけ**です．学生自身の動機づけが高ければ，たとえ教育指導がうまくいかなくても，高い学習成果を得ることがあるかもしれません．逆に教育指導がいくら優れていたとしても，動機づけの低い学生に高い学習成果を期待することは難しいでしょう．

動機づけに関する伝統的な理論として著名なのは，**外発的動機づけ**と**内発的動機づけ**です．外発的動機づけは報酬や罰によって学習することであり，内発的動機づけは学習そのものに興味や楽しさを感じて学習することです．しかし，両者の関係は単純ではなく，相互に影響し合います．内発的動機づけで学習していた人に報酬を与えると，意欲が低下する**アンダーマイニング効果**が知られています[54)]．また，外発的動機で学習していた人が，自分の価値観や目標に合わせて自律的に学習するようになる**内在化**も知られています[55)]．

動機づけを促すための方略

上記のような動機づけは，どのようにしたら高められるのでしょうか．以下では，動機づけを促すための方略として，**ARCS モデル**と**ゲーミフィケーション**について説明をします．いずれも教育指導のなかに取り入れられるものです．

ARCS モデル

学生の学習動機を高める授業や教材を考える際に有用なのが，ジョン・ケラーが提唱した**ARCS モデル**です[56]．このモデルは学生のやる気を引き出すための授業設計や教材作りに活用できるほか，自身の授業でやる気を引き出せているかを確認する際に用いることができます．

ARCS とは注意（Attention），関連性（Relevance），自信（Confidence），満足感（Satisfaction）の頭文字を取ったもので，この 4 つの要素を充足することで学習意欲を引き出せると考えられています．

注意（Attention）は，学習者が「おもしろそうだ」「これから何が起こるのだろう」と思うことを意味します．第 1 回目の授業や，毎回の授業の冒頭部分で学生を引きつける仕掛けを用意することが有効です．

関連性（Relevance）は，学習者が「やりがいがありそうだ」「やると役立ちそうだ」と思うことを意味します．授業のテーマや取り上げる内容が将来どのように役立つのか，なぜ必要なのかということを理解することで学習への意欲を高めることができます．

自信（Confidence）は，学習者が「やればできそうだ」「私にもできるかもしれない」と思うことを意味します．授業後の課題や授業内で作業を課す際に，学生の実力よりほんの少しレベルの高いものを選択することで，それを達成することによる成功体験が学習意欲の維持と向上に役立ちます．

満足感（Satisfaction）は，学習者が「やってよかった」「私にもできた」と思うことを意味します．学生自身が成功体験を通して自己肯定感を高めることはもちろんですが，学生の成功や努力を教員がしっかりと承認することでさらに「やってみよう」「またがんばろう」という学生の気持ちを鼓舞することができます．

自身の授業を省察する際にこれら 4 つの要素を満たすものであったかを点検したり，学生に授業評価を行ってもらう際に評価項目として取り入れたり，というように幅広く活用できるモデルです．

ゲーミフィケーション

ゲーミフィケーションとは，ゲームデザインの要素をゲーム以外の場面で活用することです[57]．マーケティングにおけるスタンプやポイントカードのシステム，医療福祉領域のリハビリテーションなど多様な場面で応用されています．教育分野においても，古くからご褒美シールやランキング表の掲示などに応用されてきました[58)]．ゲームデザインの要素を取り入れた教育は，楽しみながら学習することができるため，学習者の動機づけや受講生同士の人間関係作りが期待できます．看護教育においては，「脱出ゲーム」(制限時間内に１人もしくはチームでパズルやクイズなどを解くアクティビティ)を取り入れた教育実践が報告されており，専門知識の獲得やコミュニケーションスキルの向上などが期待できます[59,60)]．

ゲーミフィケーションは，単にポイント制度や競争など，ゲーム要素を導入すればよいわけではありません．ヴァン・ロイとザマンは，ゲーミフィケーションを取り入れたデザインの原則として９つを挙げています(表Ⅱ-2)[61)]．これらを参考にしながら授業に取り入れるとよいでしょう．

表Ⅱ-2　9つのゲーミフィケーションの原則

① (ゲームへの) 強制的な利用を避ける
② (ユーザーに) 適度な量で意味のある選択肢を提供する
③ 挑戦的であるが，対処できる目標を設定する
④ 能力に応じた前向きなフィードバックを提供する
⑤ (ユーザー同士の) 社会的な相互作用を促す
⑥ 特定の心理的ニーズを支援する際，他のニーズを妨げないよう注意する
⑦ ゲーミフィケーションと当該活動の目標を合わせる
⑧ ニーズを支援する文脈をつくる
⑨ 柔軟なシステムにする

文献 61) をもとに筆者作成

教育指導の検証

これまで学習の原理や教育指導法について説明してきました．これらを理解することは有益ですが，実際の教育指導でそのまま適用できるとは限りません．学生の学習には，学生個人や環境特性が影響を与えます．したがって，教育指導のさまざまな場面で，学生の学習がどのような状況にあるのかを検証して，常に改善していく必要があります．

自分自身の教育指導が適切に行われているかどうかを検証する方法としては，**①学生からのフィードバック**，**②同僚からのフィードバック**，**③自己評価**の３つがあります[62]．

学生からのフィードバック

自分の教育指導が適切に行われているかどうかを検証する主体は，まず学習者におかれる必要があります．このことを**学習者検証の原則**といいます[63]．「こう教えたから，学生はきっとこのように理解しているはずだ」と，教員が自分の教え方から学生の学習をとらえようとするのではなく，「学生がどのように理解したのか」を把握し，そこから自分の教育指導を見直します．「**教授から学習へ (from Teaching to Learning)**」という教育指導の大きな方針転換に基づく考えといえるでしょう．

学習者検証の原則を実現するためには，検証を可能にするための根拠を集めることが必要です[64]．学習者がどのような学習成果を得たのかを示す根拠にはさまざまなものがあります．出席状況や試験の点数といった量的な根拠のほかに，レポートやミニッツペーパーの記述内容といった質的な根拠もあります．

また，授業中の活動の様子も参考にできます．例えば，グループワークでよく話す学生と話さない学生の様子，教員を見ながら授業を聞く学生と教科書に目を向けながら授業を聴いている学生の様子などです．もちろんこれらの根拠は多面的に扱う必要があります．グループワークで発言が少なくても，レポートを教員の期待通りに仕上げる学生もいます．出席状況が芳しくなくても，試験の点数が高い学生もいます．教員の主観によって偏った判断をしないためにも，複数の根拠を用いて学生の学習を把握するようにします．

同僚からのフィードバック

学生からのフィードバックに基づき授業改善を行う方法は，教員個人で手軽にできるといったメリットがあります．しかし，分析が主観的になってしまったり，新たなアイデアが出てこなかったりといったデメリットもあります．こうしたデメリットを克服するための方法として，同僚からのフィードバックがあります．同じ教育機関の同僚であれば，授業の対象である学生が同じであるため，授業の問題点や学生の傾向を共有できます．また，日常的に話す機会があるため，授業改善に継続的に取り組みやすい，といったメリットがあります．

同僚からフィードバックを得る方法の1つとして**授業参観**があります[65]．授業参観は，ある教員が自身の授業を公開し，他の教員がそれを観察するというもので，実施者と参観者の両方が授業の課題や改善点，改善方法について考える機会となります．授業を実施する教員がフィードバックを得られるだけではなく，授業を参観する教員も，自身の授業を行ううえで参考になる点を見つけることができます．

看護教員の同僚には，同じ領域の教員や同じ科目を担当している教員が考えられますが，教育機関のFDを推進する部署には専門家がいる場合もあります．その際は専門家の協力を得ることもできます．このような部署の教員は，教育学や心理学を専門としていることが多いため，授業に関する個別相談に応じたり，FD研修の講師を務めたりしています．専門家の協力により，授業改善に必要な知識や技術について質の高い情報を効率よく得られたり，教員自身の所属部署とは関係なく中立的な立場からの意見を得られたりします[65]．

自己評価

教員が，自分の授業を自分で評価することもできます．1つの方法は，**授業日誌**を書くことです．授業日誌というのは，教員が自らの授業を文章にまとめるもので，これによって授業の課題や授業改善の方向性を見つけることができます．具体的には，授業中の出来事やそれに対する教員の解釈や判断，そこから得られる示唆などを記録します．学生全体の様子や教員の対応を記録する形式や，個々の学生に着目して記録する形式があります．個々の学生に着目して記録した授業日誌は，成績評価の際にも役立ちます．

もう1つの方法は，授業を動画で撮ることです．授業の動画には，教員の授業進行だけではなく，教員の振る舞いや教室内での立ち位置，教員による問いかけに対する学生の反応，授業中の学生の態度というように，検証に用いることができるさまざまな情報が含まれています．ただし，動画には膨大な情報が含まれているため，検証する観点を決めてから視聴するようにします[65]．

引用・参考文献

1）マルカム・ノールズ（堀薫夫，三輪建二監訳）（2002）：成人教育の現代的実践—ペダゴジーからアンドラゴジーへ．鳳書房．
2）金井嘉宏，楠見孝（編）（2012）：実践知—エキスパートの知性．有斐閣．
3）Ericsson, K. A.（1996）：The Road to Excellence：The Acquisition of Expert Performance in the Arts and Sciences, Sports and Games, Lawrence Erlbaum.
4）パトリシア・ベナー（井部俊子監訳）（2005）：ベナー看護論新訳版—初心者から達人へ．医学書院．
5）佐藤浩章（編）（2017）：講義法（シリーズ 大学の教授法 2）．p4．玉川大学出版部．
6）中井俊樹，小林忠資（編）（2017）：看護教育実践シリーズ 3　授業方法の基礎．医学書院．
7）中井俊樹（編）（2015）：アクティブラーニング（シリーズ 大学の教授法 3）．玉川大学出版部．
8）中央教育審議会（2012）：新たな未来を築くための大学教育の質的転換に向けて～生涯学び続け，主体的に考える力を育成する大学へ（答申）．
https://www.mext.go.jp/component/b_menu/shingi/toushin/__icsFiles/afieldfile/2012/10/04/1325048_3.pdf（2023 年 10 月 1 日確認）
9）経済産業省（2018）：我が国産業における人材力強化に向けた研究会報告書．
https://www.meti.go.jp/report/whitepaper/data/20180319001.html（2023 年 10 月 1 日確認）
10）文部科学省（2009）：「学士課程教育の構築に向けて」中央教育審議会答申の概要．
https://www.mext.go.jp/b_menu/shingi/gijyutu/gijyutu4/siryo/attach/1247211.htm（2023 年 10 月 1 日確認）

11) 溝上慎一(2014)：アクティブラーニングと教授学習パラダイムの転換．p7．東信堂．
12) 西林克彦(2001)：「問題解決学習」の功罪を検証する 認識論からみた“その功罪”．社会科教育，38(496)，97-100．
13) Bonwell, C. C., Eison, J. A.(1991)：Active learning：Creating excitement in the classroom. 1991 ASHE-ERIC higher education reports.
https://files.eric.ed.gov/fulltext/ED336049.pdf(2023年10月1日確認)
14) 松下佳代(編)(2015)：ディープ・アクティブラーニング―大学授業を深化させるために．勁草書房．
15) 江原武一(1994)：現代アメリカの大学―ポスト大衆化をめざして．玉川大学出版部．
16) 中央教育審議会(2008)：学士課程教育の構築に向けて(答申)．
https://www.mext.go.jp/component/b_menu/shingi/toushin/__icsFiles/afieldfile/2008/12/26/1217067_001.pdf(2023年10月1日確認)
17) C・ファデル，M・ビアリック，B・トリリング(関口貴裕，細川太輔編訳；岸学訳)(2016)：21世紀の学習者と教育の4つの次元―知識，スキル，人間性，そしてメタ学習．北大路書房．
18) 中央教育審議会(2015)：教育課程企画特別部会における論点整理について(報告)．
https://www.mext.go.jp/component/b_menu/shingi/toushin/__icsFiles/afieldfile/2015/09/24/1361110_2_4.pdf(2023年10月1日確認)
19) 小林忠資，鈴木玲子(編)(2018)：看護教育実践シリーズ4　アクティブラーニングの活用．医学書院．
20) 藤崎竜一，高柳妙子，槇村浩一(2018)：救命救急士コースにおける疾患を理解するためのアクティブ・ラーニングの実施：講義の取り組みと学習効果に関する検証．医学教育，49(4)，341-346．
21) 辻義人，杉山成(2017)：同一科目を対象としたアクティブラーニング授業の効果検証．日本教育工学会論文誌，40(Suppl)，45-48．
22) 吉澤隆志，松永秀俊，藤沢しげ子(2009)：授業形式の違いが学習意欲に及ぼす効果について―グループディスカッション授業の効果．理学療法科学，24(3)，369-374．
23) 大串晃弘，根岸千悠，川崎絵里香他(2019)：科目「疾病論」におけるコンセプトマップを用いた授業デザイン．看護教育，60(10)，858-862．
24) 舟島なをみ(2013)：看護学教育における授業展開―質の高い講義・演習・実習の実現に向けて．医学書院．
25) 佐藤栄子，今泉郷子，末永由理(2001)：看護教育におけるPBL(Problem Based Learning)の実践状況と教育効果．川崎市立看護短期大学紀要，6(1)，1-13．
26) 河西理恵，杉本和彦，内山靖(2006)：理学療法学教育におけるPBL(Problem-Based-Learning)学習の効果―PBLと講義型授業における短期学習効果の比較．理学療法科学，21(2)，143-150．
27) 新福洋子，五十嵐ゆかり，飯田真理子(2014)：Team-based learningを用いて周産期看護学(実践方法)を学んだ学生の認識．聖路加看護大学紀要，40，19-27．
28) 長澤久美子，冨山ひとみ，入江多津子他(2018)：TBL(Team-Based Learning)を導入した老年看護学の授業における学習の効果と今後の課題．常葉大学健康科学部研究報告集，5(1)，61-70．
29) Fink, L. D.(2003)：Creating significant learning experiences. Jossey-Bass.
30) L・ディー・フィンク(土持ゲーリー法一監訳)(2011)：学習経験をつくる大学授業法．玉川大学出版部．
31) グラント・ウィギンズ，ジェイ・マクタイ(西岡加名恵訳)(2012)：理解をもたらすカリキュラム設計―「逆向き設計」の理論と方法．日本標準．
32) 中島英博(編)(2016)：授業設計(シリーズ 大学の教授法1)．玉川大学出版部．
33) ベネッセ教育研究開発センター(2013)：第2回大学生の学習・生活実態調査報告書(ダイジェスト版)．

https://berd.benesse.jp/berd/center/open/report/daigaku_jittai/2012/dai/pdf/daigaku_dai.pdf（2023 年 10 月 1 日確認）
34）碇山恵子，木村尚仁（2017）：学生の協働意識を引きだす学習者主体のルーブリック作成と自己評価の試み．北海道科学大学研究紀要，43，35-41．
35）河西理恵，丸山仁司（2010）：教員アンケート調査からみた理学療法学教育における PBL テュートリアルの現状と課題．理学療法科学，25（5），747-754．
36）玉井和子（2015）：看護教育におけるシミュレーション教育の研究―ファシリテーターの役割とその活用について．佛教大学学術委員会，教育学部編集委員会（編）佛教大学大学院紀要（教育学研究科篇），43，19-34．
37）上月翔太，大串晃弘（2021）：PBL 型授業におけるチームティーチング―大学看護学部「課題探求ゼミナール」における実践を通じて．大学教育実践ジャーナル，19，35-40．
38）エリザベス・F・バークレイ，クレア・ハウエル・メジャー（吉田塁監訳）（2020）：学習評価ハンドブック―アクティブラーニングを促す 50 の技法．東京大学出版会．
39）森朋子，溝上慎一（編）（2017）：アクティブラーニング型授業としての反転授業．ナカニシヤ出版．
40）Beatty, B, J.（2021）：Hybrid-Flexible Course Design：Implementing student-directed hybrid classes. Ed Tech Books. org
https://edtechbooks.org/hyflex（2023 年 10 月 1 日確認）
41）浦田悠（2022）：ハイブリッド型授業に関する知見の整理と FD 研修の実践．大学教育研究，30，21-34．
42）澁川幸加（2021）：ブレンド型授業との比較・従来授業における予習との比較を通した反転授業の特徴と定義の検討．日本教育工学会論文誌，44（4），561-574．
43）マイケル・B・ホーン，ヘザー・ステイカー（小松健司訳）（2017）：ブレンディッドラーニングの衝撃．教育開発研究所．
44）大阪大学全学教育推進機構教育学習支援部：ブレンデッド教育とは？
https://www.tlsc.osaka-u.ac.jp/project/onlinelecture/blended-education.html（2023 年 10 月 1 日確認）
45）野口裕幸（2021）：医療における VR/AR/MR の現状について．医療機器学，91（5），462-465．
46）吉満貴志（2022）：教育分野での XR の活用と今後の展望．電子情報通信学会 通信ソサイエティマガジン，16（3），185-196．
47）中口俊哉（2023）：医療分野に応用される XR 技術の動向．電子情報通信学会 基礎・境界ソサイエティ Fundamentals Review，16（3），167-175．
48）横堀將司，藤倉輝道（2022）：コロナ禍時代のシミュレーション教育―VR を用いた Off the Job Training の展開．日本医科大学医学会雑誌，18（2），129-134．
49）川上千春，河田萌生，富岡斉実他（2022）：神経認知障害をもつ高齢者の世界を体験する VR 教材を用いた看護教育プログラムの開発．聖路加国際大学紀要，8，151-155．
50）渋谷寛美，江藤千里，鈴木真由美他（2020）：熟練看護師の看護技術を疑似体験するバーチャルリアリティ教材の開発―自由記述分析による使用感の評価．日本シミュレーション医療教育学会雑誌，8，21-27．
51）阿部幸恵（2021）：シミュレーション教育における VR 利用の可能性．看護，73（10），78-81．
52）吉岡聖美（2018）：VR デバイスを活用したリハビリテーションプログラムの開発と評価―立ち座り動作の達成度をフィードバックするインタラクティブなプログラムの心理的効果．デザイン学研究，65（1），35-40．
53）志賀淑之，杉本真樹，安部光洋他（2020）：複合現実 Mixed Reality（MR），拡張現実 Augmented Reality（AR），仮想現実 Virtual Reality（VR）を応用した手術ナビゲーションによるロボット支援腎部分切除の経験．Japanese Journal of Endourology，33（1），138-144．
54）鹿毛雅治（2013）：学習意欲の理論―動機づけの教育心理学．金子書房．

55) 中井俊樹，小林忠資（編）(2022)：看護のための教育学　第2版．医学書院．
56) ジョン・ケラー（鈴木克明監訳）(2010)：学習意欲をデザインする—ARCSモデルによるインストラクショナルデザイン．北大路書房．
57) Deterding, S., Dixon, D., Khaled, R., et al.(2011)：From game design elements to gamefulness：defining "gamification". Proceedings of the 15th international academic MindTrek conference：Envisioning future media environments, 9-15.
58) 藤本徹（2015）：ゲーム要素を取り入れた授業デザイン枠組の開発と実践．日本教育工学会論文誌，38(4)，351-361．
59) 村岡千種，淺田義和（2021）：医療教育における脱出ゲーム活用の現状と課題．日本教育工学会論文誌，44(Suppl)，65-68．
60) 古堅裕章（2021）：体験型脱出ゲームの要素を用いた人体解剖模型学習の効果．日本教育工学会2021年春季全国大会（第38回大会）講演論文集，241-242．
61) van Roy, R., Zaman, B.(2017)：Why Gamification Fails in Education and How to Make it Successful：Introducing Nine Gamification Heuristics Based on Self-Determination Theory. Ma, M., Oikonomou, A.(eds.), Serious Games and Edutainment Applications, Volume II, pp485-509, Springer International Publishing AG.
62) 大山牧子（2018）：学教育における教員の省察．ナカニシヤ出版．
63) 向後千春（2015）：いちばんやさしい教える技術．永岡書店．
64) 向後千春（2017）：インストラクショナルデザインの観点を採用したアクティブラーニング．名古屋高等教育研究，17，163-176．
65) 佐藤浩章，栗田佳代子（編）(2021)：授業改善（シリーズ 大学の教授法6）．玉川大学出版部．

教育指導法を理解する

学習目標

- ☑ **効果的な説明や教育指導法を説明できる**
- ☑ **教材，スライドなどのツールを選択，活用する留意点を説明できる**
- ☑ **学習目標に応じた教育指導法を選択できる**

○キーワード

説明，教科書，スライド，コーチング，教室マネジメント，動機づけ，記憶，ICT

ここからは必修問題を解きながら，教育指導法について学習していきます．ここまでの基礎知識の解説でふれた内容以外にも，重要な考え方や工夫の方法を紹介します．問題を解くだけでなく，解説を読むことで理解を深めることができます．

必修問題ではまず**講義法**について学びます．話し方以外にも教材やスライドの扱い方も含まれます．また，演習や実習の授業を行う際に有効なコーチングによる指導についても学びます．多くの教員の頭を悩ませる教室マネジメントについても取り上げています．

さらにそのほかにも授業中の学生の積極的な学習を促すための動機づけや，覚えたことを忘れないための記憶のメカニズムについても設問に取り入れています．また，**優れた教育実践のための7つの原則**，アクティブラーニングに代表される多様な教育指導法に加え，近年の情勢をふまえてICTを活用した教育についても触れています．

必修問題で扱う内容は，教育指導を実践するうえでの基本的な方法や知識となります．自身の授業実践を振り返り，自分の授業の文脈に置き直すことで，授業改善のアイデアを見つけられるかもしれません．

必修 問題① **理解を促す説明**

学生に対して理解を促す説明を行う際の留意点として正しくないものはどれか1つ選びましょう．

1. 大事なことは一度しか言わないようにする
2. 抽象と具体を使い分けて説明する
3. 学生の既有知識や経験と結びつけて説明する
4. 説明の節目に間をとって思考を整理させる
5. 説明内容の構造をあらかじめ提示してから説明する

【正答】**1**

【解説】

授業中に教員が行う発話のなかで，**説明**の比重は小さくないでしょう．講義だけでなく，演習や実習でも教員が説明を行う場面があります．説明をする際は，学生の理解を促すことを目的にします[1)]．

選択肢「1」は説明の**回数**に関するものです．大事なことは授業のなかで繰り返し伝えるのがよいでしょう．学生の関心喚起のために「一度しか言いませんよ」と言う場面があるかもしれませんが，重要な内容であれば繰り返し説明することで理解を促し，記憶に定着させることができます．ただし，同じ説明を反復しても学生には単調に感じられるため，情報量を加減する，表現を変化させるなどの工夫があるとよいでしょう．

選択肢「2」は説明の**具体性**に関するものです．事例を先に提示し，その背景にある理論を説明することができれば，抽象的な内容をわかりやすく説明することができます．どうしても先に抽象的な理論を扱わなければならない場合には，直後に具体的な事例で説明を補うとよいでしょう．

選択肢「3」は学生の**既有知識**や**経験**を結びつけた説明についてです．学生にはこれまでの学習で身につけた知識や，生活上の経験があります．そうした知識や経験と説明の内容が結びつくことで理解を促進することができます．他の授業で学んだ内容を思い出させたり，「この内容と似たような経験をしたことはありませんか」と発問したりすることも効果的です．

選択肢「4」は説明時の**話し方**のスキルについてです．教員が一気呵成に説明をしてしまうと，学生はその内容すべてを理解できないどころか，説明を聞くことを途中であきらめてしまうかもしれません．説明の区切りがついたところで間をとり，学生の思考を整理する機会を作ります．その時間に質問を考えてもらうこともできます．

選択肢「5」は説明の**構造**についてです．説明を急に始めるのではなく，説明する内容全体がどのような構造になっているのかを最初に提示するようにします．「今日の授業ではまず○○の定義を説明し，次に○○が重要とされる理由を３つ紹介します」といったような提示です．説明の途中でも，「ここまでが○○の定義の説明でした」と構造を示すようにします．構造を示す目次のスライドを作成し，適宜示すのもよいでしょう．

以上より，説明では重要な内容は繰り返し伝えることが正しいと言えるため，選択肢「1」が正答となります．

必修　問題②　教科書や参考書の選定と活用

教科書や参考書の選定と活用における留意点として正しくないものはどれか１つ選びましょう．

1. 内容が適切でも高価な書籍は教科書にしない
2. 学生が読んで理解可能な教科書を選定する
3. 特定の価値観が反映された書籍を選定する際には補足説明を行う
4. 学生が利用できるように参考書は図書館に配架する
5. 授業で使用しなくても内容が適切な書籍は教科書に指定する

【正答】5

【解説】

教科書や**参考書**は授業だけでなく，学生の授業時間外学習にも関わる大切な教材です．指導において教科書や参考書の選定は重要な要素となります．一般的に教科書とは，すべての学生が個人として所有しておくべき書籍，参考書とは特に個人での所有を求めない書籍を指します[2)]．

選択肢「1」は書籍の**価格**についてです．教科書については，基本的に学生が無理なく購入できる価格帯の書籍にすべきでしょう．看護学においては多くの教科書を購入することが求められます．そのため，教材の費用が大きくなりすぎない配慮が必要です．内容が適切でも高価な書籍は教科書ではなく，参考書として指定するのが適切でしょう．

選択肢「2」は内容の**難易度**に関するものです．専門的な内容であれば学生が独力で理解しきることは難しいかもしれませんが，学生が１人で読んでもある程度は理解できるレベルの教科書を選ぶようにします．例えば，理論だけでなく具体的な事例が紹介されている，文体が読みやすい，図表などが効果的に用いられているようなものがよいでしょう．

選択肢「3」は教科書や参考書の**選定時の留意事項**についてです．書籍のなかには時として，特定の価値観や偏見が反映されているものがあります．例えば，イラストの医師が男性，看護師が女性として描かれているというような，性別による役割分担が固定化していることなどです．出版年が古い著作では特に，今日の社会状況や医療現場の状況にはそぐわない表現が見られる場合があります．こうした書籍しか選択肢がない場合には，補足説明を行うようにします．

選択肢「4」は参考書への**アクセス**に関するものです．シラバスに参考書として挙げた書籍は，学生がアクセスしやすいように，図書館への配架を依頼するとよいでしょう．ニーズの高い書籍は複数冊の配架依頼も必要かもしれません．シラバスに記載のある書籍を図書館で一括購入する教育機関もあります．

選択肢「5」は授業における**教科書の使用**についてです．教員によっては自作の配付資料を中心に授業を進める人もいるでしょう．その場合でも教科書を学生に購入させたのであれば，必ず用いるようにしましょう．教科書を指定しておきながら授業で用いなければ「なぜ教科書を買う必要があったのか」という学生の不満が生じます．授業時間内に使わない場合は，授業時間外の課題として用いることもできます．

以上より，教科書は原則授業で使用すべきであるため，選択肢**「5」**が正答となります．

必修　問題③　スライドの活用

授業で用いるスライドの活用について正しいものをすべて選びましょう．

1. 色の使い方やフォントの種類など全体に統一感をもたせる
2. 目を引くフォントと読みやすいフォントは異なるため使い分ける
3. 色の違いを認識するのが難しい学習者の存在に配慮して配色する
4. 授業では学生ではなく投影しているスライドを見ながら説明を行う
5. スライド作成時には出典を明示したり著作権を侵害しないようにする

【正答】**1，2，3，5**

【解説】

スライドは，情報を効果的に伝えるうえで今や不可欠なツールです．この設問ではスライドを効果的に活用する方法について扱います[1]．

選択肢「1」はスライド全体の統一感についてです．授業で用いるスライドは原則として，色の使い方や**フォント**を統一したルールで用いるようにします．スライドごとにこれらのルールが異なっていると，理解を促すために変えているはずの文字の色やフォントがノイズとなり，情報が適切に伝わりません．1回分の授業スライドだけでなく，学期を通じて使用するスライドには統一したルールを定めておくようにします．

選択肢「2」はフォントの**使い分け**に関するものです．それぞれのフォントには特徴があり，使い分けることが重要になります．特に見出しなどで目を引くためのフォントと，まとまった分量のテキストなどの読みやすさに配慮したフォントの使い分けを意識します．「見出しはゴシックで，本文は明朝体やメイリオで」などのように定めるとよいでしょう．図Ⅱ-4 のように，フォントだけでなく，ひらがなやカタカナ，英語や数字，太字かそうでないかもフォントの選択に関わるため，伝えたい情報や内容に合わせて検討するようにしましょう．近年では，すべて教科書体を用いることもあります．

選択肢「3」はスライドの**色の使用**についてです．色の感じ方については個人差があることから，スライドでは微妙な色の使い分けは避けたほうがよいでしょう．色覚特性のある学生への配慮からもこのことは重要です．背景色とのコントラストを意識する，多くの色を使い過ぎないといったことを心がけます．また，スライドを学生への配付資料として使用する場合，カラーでの印刷ができないこともあるため，白黒印刷でも見やすい

タイトル：ゴシック体 本　文：明朝体		タイトル：ゴシック体 本　文：メイリオ	
タイトル		**タイトル**	
・あいうえお	**・あいうえお**	・あいうえお	**・あいうえお**
・アイウエオ	**・アイウエオ**	・アイウエオ	**・アイウエオ**
・安以宇衣於	**・安以宇衣於**	・安以宇衣於	**・安以宇衣於**
・ABCDE	**・ABCDE**	・ABCDE	**・ABCDE**
・abcde	**・abcde**	・abcde	**・abcde**
・12345	**・12345**	・12345	**・12345**

図Ⅱ-4　フォントの視認性

スライドの作成が望ましいでしょう．

選択肢「4」はスライドを用いながらの**話し方**についてです．教員はスライドがあることで授業の内容を確認しながら進めることが可能になります．ただ，スライドばかりを見てしまい，学生に視線を送ることができなくなってしまう教員もいます．授業中は学生を見て反応を確認することが不可欠です．視線が向けられることで学生の集中力も高まります．

選択肢「5」はスライドにおける**引用**などに関するものです．基本的にレポートや論文と同様，引用したものについては出典を明示します．各スライドでスペースが取れない場合，最後のスライドを「引用一覧」として示すとよいでしょう．スライドであっても，引用を明示しないことは，学生に対して「引用の出典を明記する必要はない」というメッセージを発することと同じです．また，写真や図像の使用については著作権を侵害しないようにします．インターネット上にあるものは，フリー素材かどうかを確認します．

以上より，スライドでは色やフォントの工夫，出典の明記が必要であるため，選択肢「1」「2」「3」「5」が正答となります．

必修　問題④　コーチング

学生個人や少人数の教育指導を行う方法の1つであるコーチングについて正しくないものはどれか1つ選びましょう．

1. コーチングは学習者の気づきをもとに，学習者の目標達成を支援する働きかけである
2. コーチングの前提として，学習者と指導者の間の良好な関係性が必要である
3. コーチングにおいては学習者への発問が主要な方法となる
4. 指導者から学習者に伝えるべきことがある場合には思ったことをそのまま伝える
5. コーチングのモデルとしてGROWモデルがある

【正答】**4**

【解説】

本設問では**コーチング**という教育指導法について学びます．コーチングとは教員からの知識伝達とは異なり，学習者の自発的な気づきをもとに学

習を促す方法です．職場における後輩指導などでよく使われますが，看護教育では論文指導や実習指導の場面で活用されます[3)]．

選択肢「1」はコーチングの**基本的な考え方**についてです．ここで重要なのは，コーチングは学習者の気づきを促すという点，そしてその気づきから学習者の行動の変化を促し，最終的な目標達成を目指すという点です．

選択肢「2」はコーチングの前提となる**学習者と指導者の関係性**です．コーチングにおいて，指導者はあくまで学習者の支援者，あるいは気づきを促すファシリテーターとしての役割が強くなります．そのため，学習者が安心して指導者に自分の考えを話せるような関係性が求められます．学習者と指導者の間に構築される，肯定的な信頼関係のことを**ラポール**といいます．まずはこのラポール構築を目指します．

選択肢「3」はコーチングを進める**基本的な方法**です．コーチングにおいては指導者からの発問が重要になります．目標の設定から経験の振り返りまで，さまざまな場面で発問し，学習者に思考を促すことが求められます．その際，詰問にならないように注意しながら，発問を重ねていくようにします．

選択肢「4」はコーチングにおける**指導**についてです．発問が主要な方法ですが，時として学習者に伝えるべきことがあります．その際には，学習者の気づきを促すために，**アサーション**といわれる自己表現方法を使って伝えるようにします．アサーションとは，自分だけでなく，相手にも配慮する自己表現のことです．相手を傷つけるように自己主張するのでもなく，またその反対に何も言わずにやり過ごすのでもなく，相手に配慮しながら自分の気持ちを伝えます．例えば，学生の発表の内容がわかりにくかったときに「何が言いたいのかわからなかった」と思ったことをそのまま伝えるのではなく，「私の理解が十分でなかったかもしれないので，質問させてください」「もう少し詳しく聞かせてください」と一言添えてから伝えるのはアサーションの実践例です．

選択肢「5」はコーチングの**モデル**についてです．**GROW モデル**は，目標の設定（Goal），現状の確認（Reality），選択肢の列挙（Options），行動への意思確認（Will）の 4 つの段階で進められるコーチングの代表的なモデルの１つです．この段階を踏まえることで目標達成への行動喚起を促すことが期待できます．この際も発問が中心となります．発問を重ねていくなかで，学習者が目標を自分事として捉え，行動をとることができるようになります．

以上より，コーチングでは相手に配慮した伝え方が重要となるため，選択肢「4」が正答となります．

必修 問題⑤ 教室マネジメント

私語をはじめとした学生の問題行動の抑制を目的とした教室マネジメントについて正しくないものをすべて選びましょう．

1. 問題行動に対してはすぐに対応することが原則である
2. 注意をする場合はなぜその行動が問題かを説明する
3. 問題行動の内容や程度を授業の最初に学生と共有する
4. 問題行動が発生する原因はすべて学生にある
5. 問題行動に対してクラス全体にペナルティを課す

【正答】**4，5**

【解説】

授業中に私語や遅刻，早退といった**問題行動**をとる学生がいることがあります．本設問は学生の問題行動への対応といった**教室マネジメント**について扱います[1)]．

選択肢「1」にあるように，問題行動に気がついたらすぐに対応するのが原則です．放置することで，学生は「この教員は問題行動を認めている」と捉えてしまうかもしれません．問題行動かどうかすぐにわからない場合は，その場で学生に確認するようにします．例えば，会話をしている学生がいたら，「何かありましたか」「質問がありましたか」など尋ねるようにします．やむを得ない理由があれば学生から説明があるでしょう．私語であった場合もこの声がけによって抑止効果が期待できます．

選択肢「2」は問題行動を注意する際の留意点です．しっかり注意を行いたい場合には，ただ頭ごなしに「私語をしてはいけません」と伝えるだけでなく，なぜその行動をしてはいけないのかという理由を説明するとよいでしょう．例えば，「看護師として，あるいは，社会人として許されない」といったような説明の仕方があります．「他の学生の学習を阻害する」という説明や「あなた自身の学習にとってよくない」と伝えることもできるでしょう．学生は自分の行動がどんな影響を与えるかを理解できるようになります．

選択肢「3」は問題行動の予防についてです．授業の最初に問題行動とルールについてクラス全体で共有すると効果的です．問題行動が生じたときは，「ルールとして定めましたよね」と注意します．ルールは何が問題行動になるのかを示します．例えば，私語，スマートフォンの使用，無断欠席などです．遅刻についても「15分以上の遅刻」など基準を定めておきます．

選択肢「4」は問題行動に対する教員の心構えについてです．問題行動をとる学生に非があることは確かです．しかし，教員が見直すべきこともあるかもしれません．例えば，学生のレベルにまったく配慮しない一方向的な授業は，学習意欲低下や問題行動を招く可能性があります．「遅刻をしてはいけません」と伝えておきながら，授業の終了時間を守らない教員もいます．学生は「時間は守らなくてもよい」という暗黙のメッセージを受け取るでしょう．スクリーンに提示しているスライドが見えにくい，教室の室温が適切ではないという学習環境の問題も考えられます．学生だけを責めるのではなく，学生の問題行動から自分の授業を振り返ることも大切です．

選択肢「5」は問題行動に対するペナルティに関するものです．注意によって問題行動が抑止される場合，ペナルティは不要です．また，ペナルティはその当人だけを対象にすべきで，クラス全体に連帯責任を求めるべきではありません．授業時間内に一部の学生の問題行動を取り上げてクラス全体への指導を長時間行うことも避けるべきでしょう．授業をしっかり受けたい学生の学習権の侵害になります．

以上より，問題行動の原因は学生だけではなく教員にもある場合があり，ペナルティは当人だけに課すべきであるため，選択肢 **「4」「5」** が正答となります．

必修 問題⑥ 動機づけ

内発的動機づけによる授業出席の例として正しいものはどれか１つ選びましょう．

1. 周囲よりも良い成績を取りたいため，授業に出席する
2. 必修科目であるため，授業に出席する
3. 看護について学ぶことが楽しいため，授業に出席する
4. 出欠を取る授業のため，授業に出席する

5. 単位を落としたくないため，授業に出席する

【正答】**3**

【解説】

心理学の古典的な動機づけの概念として，**外発的動機づけ**と**内発的動機づけ**があります．外発的動機づけとは，報酬や賞賛，罰など，外的な要因によって駆動されるものです．一方，内発的動機づけとは，興味関心や楽しみなど，自分自身の内的な要因によって駆動されるものです．例えば，医師からダイエットのためにと勧められてジョギングをする人は外発的動機づけによるものといえます．それに対して走ることが好きでジョギングをしている人は内発的動機づけによるものといえます．

選択肢「1」「2」「4」は，成績や単位，出席という外部からの報酬を得るため，そして選択肢「5」は，卒業延期という嫌なことを回避するための行動と考えることができ，外発的動機づけによる授業への参加であるといえます．一方，選択肢「3」は，報酬や罰といった外的要因ではなく，学習に対して楽しみを見出しているため，内発的動機づけによる授業への参加であるといえます．

ただし，看護を学ぶことが好きで，単位の取得も目指して授業を受講しているという学生がいることからもわかるように，両者の動機を同時にもつこともあります．また，当初は単位取得のためなど外発的動機づけで授業に参加していたとしても，受講しているうちに，意義やおもしろさを感じて内発的動機づけに変容することもあります[4)]．一方で，もともと内発的動機づけが高い人に，外的な報酬や賞賛を与えることで，動機づけが低下してしまうことがある点に注意が必要です[5)]．これは**アンダーマイニング効果**と呼ばれます．

看護学生は職に就いた後も学び続ける必要があり，内発的動機づけを高めることが重要です．学生の動機を高めることは簡単ではありませんが，心理学者のデシとフラストは，内発的動機づけを高める源として**自律性(autonomy)**，**有能感(competence)**，**関係性(relatedness)**の3つの欲求を挙げています[6)]．自律性とは，自分の行動を他者のコントロールによってではなく，自分で選択し決定できることです．有能感とは，望ましい結果を生み出す能力があると自分自身に感じることです．関係性とは，他者や社会との友好的なつながりがあることです．教員には，この3つの欲求

を満たすような教育指導が求められます．例えば，自律性に関しては，学習者が自ら課題を選べる選択肢を提供することが考えられます．有能感に関しては，これまで学んできたことを目に見える形で書き出し，学習者が自身の成長を実感するような時間を設けることが考えられます．関係性に関しては，他の受講生との交流の機会を取り入れることが考えられます．

以上より，内発的動機づけとは，報酬や罰といった外的要因ではなく，個人の内的要因が影響して生じるものであるため，選択肢「3」が正答となります．

必修 問題⑦ 記憶保持のための学習方略

知識を短期記憶から長期記憶へ移行させる学習方略として正しくないものはどれか1つ選びましょう．

1. 細かく分けて覚える
2. 試験の前日に集中して覚える
3. 時間をおいて繰り返して覚える
4. 語呂合わせで覚える
5. 既に知っている知識と関連づけて覚える

【正答】**2**

【解説】

記憶には，すぐに忘れてしまうものもあれば，何十年も覚えているものもあります．看護を学ぶうえでも看護師として仕事をするうえでも，覚えた知識を思い出すのは必要な能力です．心理学者のアトキンソンとシフリンは記憶のプロセスについて，感覚記憶，短期記憶，長期記憶の3段階に分ける**多重貯蔵モデル**を提唱しています（図Ⅱ-5）[7]．このモデルは，学習効果を高める活動を指す学習方略を考えるうえで有用です．

感覚記憶とは，視覚や聴覚などの感覚器官によって検出した情報を数秒ほど覚えていられる記憶です．例えば飲食店に入ったとき，店員の顔や声，壁の色，料理の匂いなど瞬間的に記憶します．そしてこの感覚記憶の情報はほとんどが忘却されますが，注意が向けられたときにのみ短期記憶に移行されます．

短期記憶とは，感覚記憶よりも長く，数十秒間は覚えていられる記憶のことです．例えば，授業中に教員の話を聞いてノートにメモするまで数十

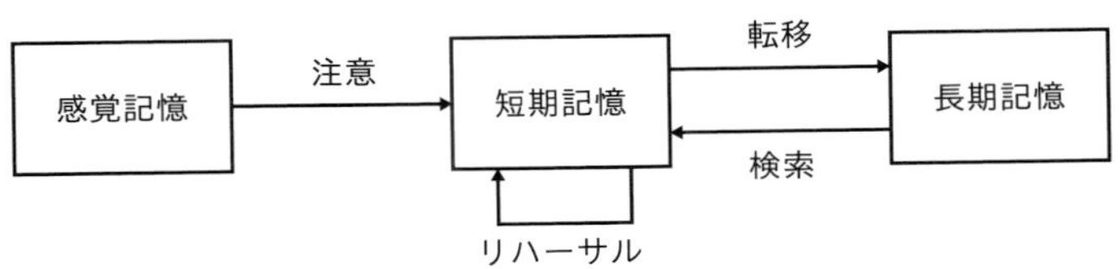

図Ⅱ-5 多重貯蔵モデル

文献 7) をもとに筆者作成

秒記憶しています．ただし，短期記憶で保持される容量は制限があり，一般的に 7±2 個とされています[8]．一方で，短期記憶は，リハーサル(繰り返し)が行われると長期記憶に移行されます．**長期記憶**とは，ほぼ永続的に覚えていられる記憶です．この設問では，短期記憶から長期記憶へ移行させる学習方略について学びます．

選択肢「1」は，**チャンキング**と呼ばれる方略です．チャンキングとは，情報の断片をグループ化することです．例えばランダムの数字 10 桁「4294328219」を記憶する際，「4294-3282-19」と 3 つのチャンクに分けて記憶するほうが，10 桁をまとめて覚えるより負担が少なくなります．

選択肢「2」のように，一度に情報を詰め込む覚え方は忘却されやすいです．特に，学習後に睡眠時間を取ることが記憶の定着に役立つため[9]，一夜漬けの学習は望ましくありません．仮に試験でうまくいったとしても，長期記憶としてはほとんど残っていないでしょう．

選択肢「3」は，選択肢「2」の逆で，**分散練習**と呼ばれる方略です．同じ内容を一度に集中して学習したときと間隔をあけて学習したときでは，合計の学習時間が同じであった場合は，間隔をあけた方が学習内容の記憶の保持率が高いという分散効果を使った方略です[10]．

選択肢「4」は，**記憶術**と呼ばれる方略です．歴史の年号を覚えるための語呂合わせや，元素の周期表を覚えるための歌などを覚えている人も多いでしょう．語呂合わせや，頭文字，歌などを活用することで覚えやすくなることが期待できます．

選択肢「5」は，**精緻化**と呼ばれる方略です．すでに知っている他の情報とリンクして記憶することで，記憶を強化することができます．例えば，糖尿病の合併症の 1 つである糖尿病性腎症について新たに覚えたいとします．その際，学生の身近な人に糖尿病性腎症で血液透析を行っている人がいれば，その情報と合わせて記憶することで，糖尿病の合併症の１つに糖尿病性腎症があることを思い出しやすくなります．

以上より，試験前の詰め込みによる学習方略は長期記憶に移行しにくいため，選択肢「2」が正答となります．

必修　問題⑧　優れた教育実践のための７つの原則

1980年代後半に米国で発表された「学部教育における優れた実践のための７つの原則」に挙げられているものとして正しくないものはどれか１つ選びましょう．

1. 学生と教員の交流を促す
2. 学生間の互恵性と協同性を育む
3. 時間をおいてフィードバックを行う
4. 課題に取り組む時間を重視する
5. 大きな期待を伝える

【正答】3

【解説】

「学部教育における優れた実践のための７つの原則」は，米国において教育と学習を改善するためのガイドラインとして開発されたもので，教育と学習に関する研究レビューと研究者との議論に基づき，1987年に発表されました（表Ⅱ-3）[11]．発表されてから長い時間が経っているにもかかわらず，現在の教育指導を考えるうえでも依然として重要な視点が含まれています．

選択肢「1」は，原則①の学生と教員間の関係性に関するものです．この原則では，授業内外において教員と学生がコミュニケーションを取るこ

表Ⅱ-3　学部教育における優れた実践のための７つの原則

① 学生と教員の交流を促す
② 学生間の互恵性と協同性を育む
③ アクティブラーニングを促す手法を使う
④ 迅速なフィードバックを行う
⑤ 課題に取り組む時間を重視する
⑥ 大きな期待を伝える
⑦ 多様な才能と学習方法を尊重する

文献11）をもとに筆者作成

とを奨励しています．例えば，シラバスにオフィスアワーを示すとともに教員に連絡を取ることを推奨する文章を記載したり，学生のミニッツペーパーに対してコメントしたり，授業外で交流できる機会を設けたりするなどが挙げられます．教員と学生とのやり取りは学生の孤立を防ぎ，学習の動機を高めることが期待できます．

選択肢「2」は，原則②の学生間の関係に関するものです．この原則では，学習は単独で行うよりも協同で行うほうが効果的である，という知見に基づいています．例えば，学生同士の協同学習は，学生自身の考えを他者と共有することができ，視野を広げ，理解を深めることが期待できます．また，学生による互恵的な学生支援制度として，**ピア・チューター**や**ピア・サポーター**を導入している大学も見られます．

選択肢「3」は，原則④のフィードバックに関するものです．**フィードバック**は，学生の学習改善や理解促進を手助けする役割があります．例えば，小テストやパフォーマンス課題に対して，頻繁にフィードバックをすることで，理解の定着を目指すことができます．またこの原則では，フィードバックを素早く行うことが奨励されています．

ICTによる自動採点機能を活用すれば，速やかなフィードバックが可能となります．例えば，国家試験の過去問題や類似問題をオンラインで実施することで，学生は採点結果をすぐに受け取ることができます．採点が人手よりも迅速に行われるため，試験を実施したあと，試験の解説や試験問題についてより深く議論する時間を取ることもできます．ICTを使わない場合でも，マークシートやルーブリックを活用して，できるだけ迅速なフィードバックを心がけましょう．ただし迅速なフィードバックを受ける癖がつくと思考する努力をしなくなってしまう場合があるため，試行錯誤する時間を取った後にフィードバックをするほうが効果的な場合もあります[12)]．

選択肢「4」は，原則⑤の課題に取り組む時間の管理に関するものです．**タイムマネジメント**は，効率的な学習活動において重要な要素の1つです．単純に学習時間を増やすのではなく，学習に費やすことができる時間を計算し，その時間をいかに有効活用できるかを考える必要があります．例えば，教員は現実的な学習時間を割り当てたり，学習課題にかかる具体的な時間を示したり，時間管理の方法を指導したりすることが推奨されています．オンライン授業の場合では，学生自身で計画を立て，時間管理をしながら学習を進められるかが成功の鍵となるため，教員による支援がより必要になります．

選択肢「5」は，原則⑥の学生への期待を伝えることに関するものです．教員が学生に対して大きな期待を持ち指導にあたることは，意欲の低い学生だけでなく，高い学生にも有用です．学生は期待されていることを自覚することで，その期待に基づいて努力する可能性があります．例えば，初回の授業で学生に対して大いに期待をしていることを伝えたり，どの程度の知識や技術を身につけることが期待されているかをシラバスに掲載したりするとよいでしょう．

このほか，原則③は，アクティブラーニングに関するものです．この原則では，教員の話を聞くという受動的な学習ではなく，学習者が能動的に学習する教育指導法の活用を奨励しています．演習，実習，卒業研究はもちろんですが，講義科目のなかでも学習した内容を学生が振り返り，それを書いたり，話したり，過去の学習内容と関連づけたりするなど，学習への関与を促すことが重要です．

原則⑦は，才能や学習スタイルの多様性に関するものです．学生によって強みや弱み，好みの学習スタイルは異なります．すべての学生の能力と学習スタイルに合わせるのは難しいですが，文字だけでなく，動画や音声などの教材を準備したり，補足や発展的な資料を提供したりすることで，多様な学生のニーズに対応することができます．

以上より，フィードバックは迅速に行うことが優れた実践の原則の1つであるため，選択肢「3」が正答となります．

必修　問題⑨　ICT を活用した教育

ICT に関連する略語のうち，「自分のデバイスを持ち込む」という意味を表すものとして正しいものはどれか1つ選びましょう．

1. VR
2. LMS
3. BYOD
4. MOOC
5. SNS

【正答】**3**

【解説】

ICT は Information and Communication Technology の略語です．情報通信技術とも呼ばれており，近年，急速に進化しています．初等中等教育でも，1 人 1 台端末の学習環境の整備や，通信ネットワーク環境の整備が進められています[13]．高等教育においても ICT を活用した効果的な教育が期待されており，教員も ICT に関する知識や技術をもっておくことが重要です．

選択肢「1」の VR は，Virtual Reality の略語です．デジタル技術によってつくられた仮想的な環境のなかで，まるで現実空間にいるかのような擬似体験をすることができます．医療教育分野では，VR を活用することで，臓器の構造について内部まで正確に観察できたり[14]，熟達者の看護技術を擬似的に体験したりすることができます[15]．また医療現場では失敗が患者の生死に関わることがありますが，VR 空間では失敗したり，何度も繰り返して練習したりすることができます．一方，長時間扱うことで頭痛や疲れなど身体に負担が生じる場合があることや，機材の導入や運用にコストがかかることなどが課題として挙げられます．

選択肢「2」の LMS は，Learning Management System の略語です．インターネットを通じて学生の学習を管理することができる仕組みのことを指します．LMS の機能は製品によって異なりますが，一般的に講義資料の配信，小テストやレポートなどの課題の実施，成績の管理，掲示板でのディスカッションなどを授業ごとに行うことができます．

選択肢「3」の BYOD は，Bring Your Own Device の略語です．個人が所有するパソコン，タブレット，スマートフォンなどのデバイスを職場や教室に持ち込むことを指します．大学では BYOD を推進することで，デバイスの準備や管理などにかかるコストを削減することができます．また学生にとって馴染みのないデバイスよりも，スムーズに使用することができるメリットがあります．一方で，大学でデバイスを一括管理していないため，セキュリティに問題がないか確認できなかったり，使っているデバイスの OS などの違いにより多様な対応が求められたりすることが課題として挙げられます．

選択肢「4」の MOOC は Massive Open Online Course の略語です．インターネットを通じて受講できる，大規模な公開オンライン講座を指します．高等教育機関を中心に多様な分野の講座が提供されており，多くの場合，動画や資料を通して学び，課題や試験などで一定の条件を満たすと修了証が発行されます．看護に関する講座もあるため，授業に関連する内容があれば，発展学習や復習のための教材として位置づけ，学生に紹介するのもよいでしょう．

選択肢「5」の SNS は，Social Networking Service の略語です．インターネット上で，メッセージや写真，動画などの発信や受信を通して，情報収集や意見交換，交流などを行うことができるサービスを指します．各サービスによって特徴は異なりますが，授業内外において教員と学生間，ならびに，学生同士でのやり取りが気軽にできます．一方で，プライベートで使用しているアカウントを授業で使用することに対して抵抗を示す学生は少なくありません．そのため，授業では別のアカウントを作成するようにしたり，匿名で利用できるサービスを利用したりするなどの工夫が求められます．

以上より，「自分のデバイスを持ち込む」という意味を表すものとして正しい略語は BYOD であるため，選択肢「**3**」が正答となります．

必修　問題⑩　多様な教育指導法

教育指導法の説明と名称を正しく組み合わせましょう．

〈教育指導法の説明〉

1. 学生が提示されたシナリオから問題を見出し，その問題を手がかりに学習を進めていく方法

2. 学生が社会貢献活動に参加し，その経験をもとに学びを深める方法

3. 学生は事前課題を行い，教員はそれを把握したうえで授業を進める方法

4. 学生が個人テスト，チームテスト，即時フィードバック，応用課題などを含む一連の活動を行い，知識の定着とその応用を図る方法

5. 通常の講義の後，問題を出題し，その正答率に応じて，解説したり，学生同士で議論させたりする方法

〈教育指導法の名称〉

ア． 問題基盤型学習（Problem Based Learning：PBL）

イ． チーム基盤型学習（Team Based Learning：TBL）

ウ. ジャスト・イン・タイム・ティーチング（Just-in-Time Teaching：JiTT）
エ. ピア・インストラクション
オ. サービスラーニング

【正答】**1-ア，2-オ，3-ウ，4-イ，5-エ**

【解説】

教育指導法は多様です．知識を定着させるのに効果的な指導法もあれば，得た知識を活用させるのに効果的な指導法もあります．そのため，教員はさまざまな教育指導法に関する方法論や効果について理解を深めるとともに，授業の学習目標に応じて適切な教育指導法を選択できるようになることが重要です．

「1」は，**問題基盤型学習（Problem Based Learning：PBL）**の説明です．PBL では，概念や原理を直接示すのではなく，概念や原理を理解させるために，現実に則した問題をシナリオとして提示するのが一般的です．概念の理解とともに，批判的思考力，問題解決能力，コミュニケーション能力の育成にも有用であり，主に，医学，法学，工学など，実践の場での問題解決能力が求められる学問分野を中心に取り入れられています．

「2」は，**サービスラーニング**の説明です．地域社会の諸問題を解決することを目指したコミュニティ・サービスと学習とを組み合わせた方法で，コミュニティと学習者の両方に利益をもたらすことが目的とされています．ボランティア活動と似ていますが，事前学習や活動への振り返りを伴う学習活動を含んでいる点が異なります．また，看護教育におけるサービスラーニングでは，地域でのヘルスプログラムなどの活動を通して，学生，地域，大学教員にポジティブな成果があることが報告されています[16)]．

「3」は，**ジャスト・イン・タイム・ティーチング（Just-in-Time Teaching：JiTT）**の説明です．JiTT では，通常学生は事前にウェブベースで課題に取り組みます．教員はその結果を授業の前に把握しておき，授業内容を文字通りジャスト・イン・タイムで調整するという方法です．**反転授業**と似ていますが，教員が事前に提出されたものを確認し，調整するという点が特徴です．この方法によって，学生と教員の双方向性が確保され，学生の学習や満足度を向上させることが期待できます[17)]．

選択肢「4」は，**チーム基盤型学習（Team Based Learning：TBL）**の説明です．チームでテストを解き，知識の習得と習得した知識の活用力の育成を目的としています．具体的な流れは，①個人による事前学習，②個人による事前学習の確認テスト，③チームによる事前学習の確認テスト，④③のテストの誤答に対して弁解を行うアピールタイム（チームによる文書の作成），⑤教員によるフィードバック，⑥チームによる応用課題を行うことが一般的です[18)]．PBL と比較して，教員負担が少ないこと，大人数クラスでも実施がしやすいことなどの利点があります．

選択肢「5」は，**ピア・インストラクション**の説明です．この方法では，事前に予習を課した後，授業で多肢選択問題を出題します．そして正答率によってその後の方法を変えます[19)]．例えば正答率が 30〜70％の場合，近くの学生同士でグループを作り，解答についてのディスカッションを行った後，再度解答させます．正答率が 30％以下の場合は，概念の再確認を行い，70％以上の場合は解説のみを行います．大人数講義でも取り入れることができ，学生の理解レベルに応じた学びを促進できるというメリットがあります．

以上より，教育指導法の説明と名称の正しい組み合わせは，**「1–ア，2–オ，3–ウ，4–イ，5–エ」**となります．

引用・参考文献

1）中井俊樹，小林忠資（編）（2017）：看護教育実践シリーズ 3　授業方法の基礎．医学書院．
2）佐藤浩章（2017）：講義法（シリーズ　大学の教授法 2）．玉川大学出版部．
3）中井俊樹，小林忠資（編）（2022）：看護のための教育学（第 2 版）．医学書院．
4）溝上慎一（1996）：大学生の学習意欲．京都大学高等教育研究，2，184-197．
5）Deci, E. L.（1971）：Effects of externally mediated rewards on intrinsic motivation. Journal of Personality and Social Psychology, 18（1）, 105-115.
6）エドワード・L・デシ，リチャード・フラスト（桜井茂男監訳）（1999）：人を伸ばす力―内発と自律のすすめ．新曜社．
7）Atkinson, R. C., Shiffrin, R. M.（1968）：Human memory：A proposed system and its control processes. Psychology of Learning and Motivation, 2, 89-195.
8）Miller, G. A.（1956）：The magical number seven, plus or minus two：Some limits on our capacity for processing information. Psychological Review, 63（2）, 81-97.
9）Mazza, S., Gerbier, E., Gustin, M. P., et al（2016）：Relearn faster and retain longer：Along with practice, sleep makes perfect. Psychological Science, 27（10）, 1321-1330.
10）Kang, S. H.（2016）：Spaced repetition promotes efficient and effective learning：Policy implications for instruction. Policy Insights from the Behavioral and Brain Sciences, 3（1）, 12-19.
11）Chickering, A. W., Gamson, Z. F.（1987）：Seven principles for good practice in undergraduate education. AAHE bulletin, 39, 2-6.
12）ピーター・ブラウン，ヘンリー・ローディガー，マーク・マクダニエル（依田卓巳訳）

(2016)：使える脳の鍛え方―成功する学習の科学．NTT 出版．
13) 文部科学省 (2020)：GIGA スクール構想の実現へ．https://www.mext.go.jp/content/20200625-mxt_syoto01-000003278_1.pdf (2023 年 10 月 1 日確認)
14) 野口裕幸 (2021)：医療における VR/AR/MR の現状について．医療機器学，91 (5)，462-465．
15) 渋谷寛美，江藤千里，鈴木真由美他 (2020)：熟練看護師の看護技術を疑似体験するバーチャルリアリティ教材の開発―自由記述分析による使用感の評価．日本シミュレーション医療教育学会雑誌，8，21-27．
16) 松谷美和子，田代順子，香春知永他 (2004)：看護教育法としての「サービス・ラーニング」実践研究文献レビュー．聖路加看護大学紀要，30，31-37．
17) Marrs, K. A, Novak, G. (2004)：Just-in-time teaching in biology：creating an active learner classroom using the internet. Cell Biology Education, 3 (1)：49-61.
18) Michaelsen, L. K., Sweet, M. (2008)：The essential elements of team-based learning. New Directions for Teaching and Learning, 2008 (116), 7-27.
19) 栗田佳代子，日本教育研究イノベーションセンター (2017)：インタラクティブ・ティーチング―アクティブ・ラーニングを促す授業づくり．河合出版．

Ⅲ部

教育指導力向上のための応用問題と解説

講義に関する教育指導力を向上させる

学習目標

- **板書やスライドの留意点を説明できる**
- **授業中の発問についての留意点を説明できる**
- **自らの講義科目で，学生の参画を促す教育指導法を1つ以上，見出すことができる**

○キーワード

板書，スライド，発問，大人数講義，ブレンデッド授業

講義法は一度に知識を伝達できるため，多くの学習者に対して授業を行う場合は効率的です．看護学生は多くの知識を長期にわたって保持し，実践場面で応用できるようになる必要があるため，知識の定着を目指す講義科目は看護学を学ぶうえで欠かせないものです．しかし，果たして「教員が講義で伝えていること」が「学生が理解していること」になっているでしょうか．教員による一方向的な講義法は単調になるため，学習者は受け身になりやすいという欠点をもっています．そのため，講義法を効果的なものにするには，アクティブラーニングを組み合わせる工夫が必要となります．例えば，講義科目であっても，発問の時間を取ったり，ペアや小グループでのディスカッションの機会を設けたりするなど，学生の学習への関与を促す方法を取り入れることが可能です．

本章では教員が一方向的に知識を伝達する講義法に加え，知識の獲得や思考力の育成を目指したアクティブラーニングを取り入れた教育指導法について学んでいきます．

一般 **問題①** **板書**

板書をする際の留意点として正しくないものはどれか1つ選びましょう

1. 間違った板書をした際は消す前に間違いがあったことを学生に伝える
2. どのような板書をするか事前に計画を立てる
3. 初回の授業の前に教室を下見し，板書した文字の見え方を確認する
4. わかりやすくするためさまざまな色付きチョークを多用する
5. 学生が板書の内容をノートに書いたり，メモしたりする時間を取る

【正答】**4**

【解説】

黒板あるいはホワイトボードは多くの教室に設置されています．**板書**の長所としては，すぐに手軽に活用できる点や，スライド資料と異なり状況に応じて変更できる点などが挙げられます[1)]．この設問では，板書に関する留意点について学びます．

選択肢「1」は，間違った板書をした際の対応についてです．教員が誤った板書をした際，何も言わずに消して直すと，学生はその修正に気がつかず，ノートに書き取る可能性があります．間違えて書き直す場合は，そのことを伝えます．また，あえて間違った板書をし，学生にどこが誤っているか問いかける方法もありますが，その際は「今から一箇所誤った板書をしますので注意してください」などと事前に告知するとよいでしょう．

選択肢「2」は，**板書計画**についてです．板書計画とは，1コマの授業で何をどのように板書するかを事前に考えた黒板のレイアウトです．例えば，黒板を3分割して，左側・中央・右側に何を書くか，あるいは，図解して説明する場合，何をどのような順番で板書をしたらわかりやすいかを考え，事前に計画しておきます．もちろん計画通りにいかないこともありますが，板書計画を立てておくことで授業の流れを途中で確認することもできます．

選択肢「3」は，教室の下見についてです．黒板やホワイトボードの大きさ，後ろの席からの距離，スクリーンの位置など，教室環境によって文字の大きさや見えやすさは変わってきます．事前に板書計画を作成するに

しても，下見をしておくことで，よりイメージを持って計画を立てることができます．

選択肢「4」は，色付きチョークの使用についてです．色付きチョークは，板書をした内容を強調するときに便利です．一方で，さまざまな色付きチョークを多用すると，学生にとって何が重要か判別しにくくなります．1つの色には1つの意味にするなどルールを設けておくとよいでしょう．また，色付きチョークで書かれた板書は，色覚特性を有する学生にとって区別しにくい場合があります．特に緑の黒板にピンクの文字は見えにくい学生がいるので，避けたほうがよいでしょう．

これらをふまえて，板書の内容を目立たせたい場合や，区別する必要がある場合は，さまざまな色のチョークをむやみに使用するのではなく，文字の大きさや下線，囲みなど表現を工夫します．また，色付きチョークを使用するのであれば，カラーユニバーサルデザインの認証を受けたチョークを使用するようにします．

選択肢「5」は，学生がノートに書く時間の確保についてです．教員が板書するスピードと学生がノートを取るスピードは異なります．また教員の口頭での説明をメモすることもあるため，特に板書を消す際は，ノートを取り切れていない学生はいないかを確認することが重要です．

以上より，さまざまな色付きチョークの多用は，強調部分がわかりにくく，色覚特性をもつ学生にとって識別しにくい場合があるため，選択肢「4」が正答となります．

一般 問題② スライド

マルチメディアデザインの原則に合った伝わりやすいスライドとして正しいものはどれか１つ選びましょう．

1. 文字で示されているスライド

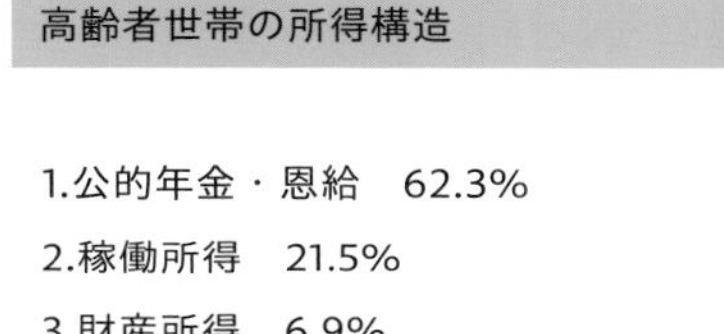

2. 円グラフと凡例で示されているスライド

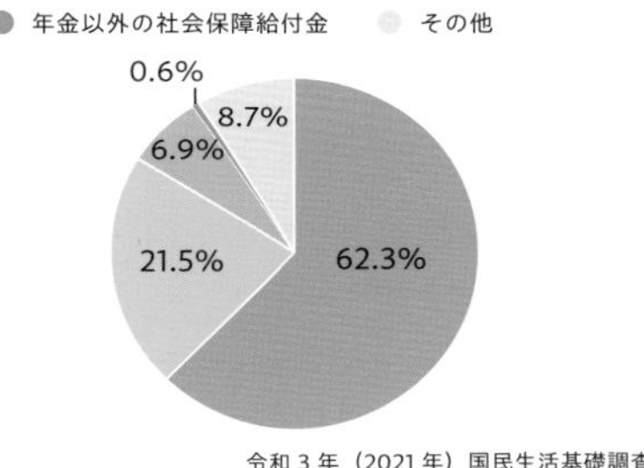

3. 円グラフの中に項目名が示されているスライド

4. 円グラフと複数のイラストが示されているスライド

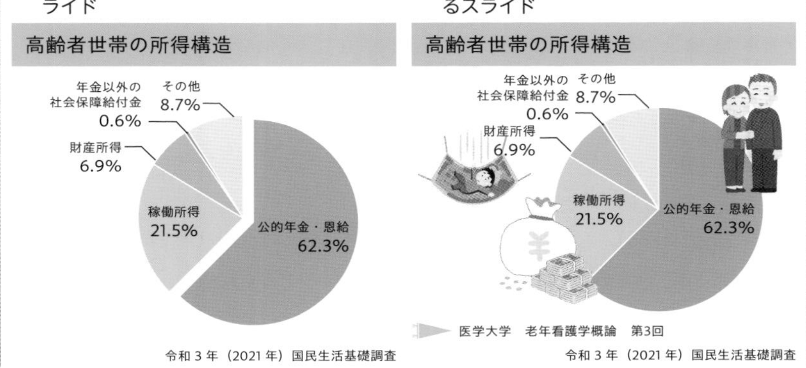

【正答】**3**

【解説】

文字，グラフィック，音声を組み合わせたマルチメディアの活用は，学習者の学習をサポートすることが知られています．しかし，どのようなマルチメディアでも効果的というわけではありません．認知心理学者のメイヤーは，研究を通してマルチメディアデザインの原則をまとめています（表Ⅲ-1）[2)]．

選択肢「1」は，文字情報のみのスライドであり，原則⑨からすると適

表Ⅲ-1 マルチメディアデザインの 12 の原則

①一貫性の原則 学習に関係のない文字・グラフィック・音声を入れない
②シグナリングの原則 重要な部分，注意を向けたい部分を強調する
③冗長性の原則 ナレーションとグラフィックと文字情報の 3 つの組み合わせではなく， ナレーションとグラフィックのみの組み合わせとする
④空間的隣接の原則 対応関係にあるグラフィックと文字情報は近くに配置する
⑤時間的隣接の原則 対応関係にあるグラフィックと文字情報は同時に提示させる
⑥分割の原則 情報は連続ではなく，学習者のペースで分割して視聴できるようにする
⑦事前トレーニングの原則 学習する前に，基礎的な概念や定義，用語を示しておく
⑧モダリティの原則 グラフィックと文字情報ではなく，グラフィックと話し言葉で伝える
⑨マルチメディアの原則 文字情報だけではなく，グラフィックを入れる
⑩パーソナライゼーションの原則 フォーマルではなく，カジュアルに話し言葉で伝える
⑪音声の原則 ナレーションは自動音声ではなく人間の声にする
⑫イメージの原則 話し手の映像は必ずしも学習効果が高まるとは限らない

文献 2) をもとに筆者作成

切ではありません．文字だけよりもグラフィックを入れるほうが効果的です．ただし，派手なグラフィックはわかりにくくなる可能性があります．学習効果を高めるためには，どのようなグラフィックを入れるのかを考える必要があります．

選択肢「2」は，円グラフを活用しており，割合を数値だけで見るよりはわかりやすいスライドになっています．しかし，円グラフの各項目名が上部の凡例に示されているため，項目と割合の関係がわかりにくくなっています．原則④にあるように，グラフィックと関連のある文字情報は近くに配置する必要があります．

一方，選択肢「3」は，円グラフの近くに項目名と割合が示されているため，対応関係がすぐにわかります．また，最も割合の高い項目を切り離して強調しています．これは原則②に当てはまります．

選択肢「4」は，一見すると，グラフと関連していそうなイラストが配置されていますが，各項目の特徴を示したものではありません．また，授業名や授業回の文字情報が示されていますが，このスライドの内容とは関係がありません．原則①にあるように，余計な文字情報やグラフィックは学習者の認知負荷になりますので，できるだけシンプルなスライドにするのが良いでしょう．

以上より，マルチメディアデザインの原則では，グラフィックと文字情報を効果的に示すスライドが推奨されているため，選択肢「3」が正答となります．

一般 問題③ 発問

発問の仕方の留意点として正しくないものはどれか１つ選びましょう

1. 発問に対する学生の答えを予想しておく
2. 答えを誘導する発問は避ける
3. 発問をしたあとは素早く答えを言う
4. 「わかりましたか」という発問は避ける
5. 授業の学習目標に関連する発問をする

【正答】3

【解説】

授業中に教員が行う発話として，**発問・指示・説明**の３種類があります．発問は思考に働きかけるもの，指示は行動に働きかけるもの，説明は発問と指示のもとになるものです[3)]．このなかでも発問は特に重要です．看護教育において発問は，学生の論理的思考や創造的思考を促したり，学生自身が問いを生成することを支援したり，患者の思いや状態を知ったりするために行われています[4)]．

選択肢「1」のように，発問に対する学生の反応をあらかじめ想定しておくことで，発問の難易度は適切か，焦点を絞った問いになっているか，などを確認することができます．ただし，学生の回答を予想する際に注意したいのが，**知識の呪い（Curse of Knowledge）**と呼ばれる**認知バイアス**です[5)]．自分の知識は相手ももっているということを前提として，相手に物事を伝えようとした結果，相手に伝わらない現象を指します．発問づくりにおいては，学生の既有知識をいかに想定して，反応を想像できるかが重要になります．

選択肢「2」のように，授業の計画があるからといって，教員の意図通りに誘導するような発問は避けなければなりません．答えを誘導する発問は，学生の自由な発想，発言の機会を妨げてしまう可能性があります．発問の目的は，学生の思考を促すことであり，教員の計画通りに進めることではありません．

選択肢「3」のように，発問後すぐ答えを言うのは適切ではありません．発問後は学生が問いを考えるための**待ち時間**を確保するようにします[6)]．教員が発問してから，学生は問いを理解し，必要な知識を思い起こして答えを検討します．沈黙は場を緊張させるため，間を埋めたくなるかもしれませんが，学生にとって，その沈黙は問いを熟考する重要な時間です．そのため，発問を繰り返したり，言い直したりするなどで沈黙を埋めてしまわないようにします．

選択肢「4」のように，学生に「わかりましたか」と投げかけても，「わからない」と言いにくくて黙っている場合や，わかったつもりの場合などがあり，効果的な問いかけとはいえません[7)]．学生が理解しているかどうかを判断する場合は，知識を問う小テストなどで確認するとよいでしょう．

選択肢「5」のように，学習目標に合わせた発問をすることが重要です．「受講した後，何ができるようになるのか」という学習目標から逆算して発問を設計します．**ブルーム・タキソノミー**（教育目標の分類学）を用いて発問を考えると，知識をきちんと記憶しているかを問う低次のレベルから，ある事例について知識に基づき評価できるかを問う高次のレベルまで，学習目標に合わせて発問を設計することができます[8)]．

以上より，発問後は十分な待ち時間を取ることが重要であるため，選択肢**「3」**が正答となります．

一般　問題④　オンライン授業

非同期型オンライン授業の留意事項として正しくないものをすべて選びましょう．

1. 対面授業に相当する教育効果を有する必要がある
2. 教材は自分で作成したものである必要がある
3. 学生同士の意見交換の機会を確保する必要はない
4. 毎回の授業の実施にあたって動画の配信や資料の提示に加え，設問回答や添削指導などによる指導をあわせて行う必要がある

【正答】**2，3**

【解説】

オンライン授業には，**同期型（同時型・リアルタイム型）**と**非同期型（非同時型・オンデマンド型）**の２つがあります．同期型は，学生と教員が設定された時間にオンライン上に集まり，リアルタイムで学習を進める授業です．非同期型は，オンライン上に準備されている動画や資料，課題をもとに，学習を進める授業です．

同期型と非同期型を比較すると**表Ⅲ-2**のようなメリットとデメリットが挙げられます．

同期型ではWeb会議システムなどを用いることで，一方向的な講義だけでなく，学生がグループでディスカッションをしたり，オンライン上でドキュメントを共有・編集できるツールを使ってグループで課題に取りくんだりできるため，リアルタイムでグループワークしやすいという特徴があります．また，投票機能やチャット機能があるWeb会議システムの場合，教員による発問に対して学生が応答することができ，双方向の授業が可能となります．

一方で，**非同期型**では，母語以外の言語で授業を受けている学生や，リアルタイムでの授業進度が合わないと感じている学生にとっては，動画教材を繰り返し見たり，時間をかけてノートを取ったりするなど，自分のペースでの学習がしやすいという特徴があります．また，インターネット環境の影響も受けにくく，時間割上の競合も起きにくいといったメリットがあります．

表Ⅲ-2　同期型オンライン授業と非同期型オンライン授業の特徴

	メリット	デメリット
同期型	・グループワークがしやすい ・即時対応がしやすい ・対面授業に近い形で実施しやすい	・回線の切断などインターネット環境の影響を受けやすい ・学生のペースでの学習がしにくい ・その場での反復学習がしにくい
非同期型	・回線の切断などインターネット環境の影響を受けにくい ・学生のペースで学習しやすい ・反復学習しやすい ・時間割の競合を考慮しなくてよい ・学生が学習する時間・場所を選べる	・学生の自律的な学習習慣が求められる ・グループワークがしにくい ・孤立しやすい

表Ⅲ-3 オンライン授業の要件

通信衛星，光ファイバーなどを用いることにより，多様なメディアを高度に利用して，文字，音声，静止画，動画などの多様な情報を一体的に扱うもので，次に掲げるいずれかの要件を満たし，大学において，大学設置基準第25条第1項に規定する面接授業に相当する教育効果を有すると認めたものであること．

1. 同時かつ双方向に行われるものであって，かつ，授業を行う教室等以外の教室，研究室又はこれらに準ずる場所（大学設置基準第31条第1項の規定により単位を授与する場合においては，企業の会議室等の職場又は住居に近い場所を含む．以下次号において「教室等以外の場所」という）において履修させるもの．

2. 毎回の授業の実施にあたって，指導補助者が教室等以外の場所において学生などに対面することにより，または当該授業を行う教員若しくは指導補助者が当該授業の終了後すみやかにインターネットその他の適切な方法を利用することにより，設問解答，添削指導，質疑応答等による十分な指導をあわせ行うものであって，かつ，当該授業に関する学生等の意見の交換の機会が確保されているもの．

文献12）をもとに筆者作成

ただし，非同期型の場合，学習の自己調整が同期型よりも困難になります．また再生速度を速くしても学習効果にはそれほど悪影響がないという可能性も指摘されていますが[9)]，非同期の動画をまとめて視聴する傾向が強い場合，成績にネガティブな影響があることもわかっています[10)]．さらに，講義映像を収録して配信する場合，対面の授業への出席率が低下することも複数の研究で示唆されています[11)]．そのため，非同期型の場合，教員は学生の学習進度や理解度を適宜確認したり，即時フィードバックをしたり，課題のリマインドをしたりするなど，学習を習慣化させる工夫が求められます．

以上のように，同期型・非同期型それぞれ一長一短があるため，授業の学習目標，学生のニーズや理解度，ネットワーク環境をふまえて検討していく必要があります．知識の獲得が主な目的である講義の部分と，教員と学生あるいは学生同士の意見交換の部分を切り分けて，前者を非同期型，後者を同期型と組み合わせて実施する方法もあります．

また大学で実施するオンライン授業は，文部科学省告示によって，**表Ⅲ-3** のように要件が定められています．**表Ⅲ-3** のうち，1が同期型，2が非同期型のオンライン授業の要件となります．この要件によれば，動画教材の配信やテキスト資料の提示のみでは非同期型のオンライン授業として認められないことなどがわかります．

選択肢「1」のように，オンライン授業では，同期型，非同期型に関わらず，対面授業（面接授業）に相当する教育効果を有することが前提となります．対面授業と同等の教育効果を担保するためには，添削指導や質疑応答などの十分な指導や，学生の意見交換の機会の確保をするなどの工夫が必要となります．

選択肢「2」のように，教材は必ずしも教員の自作である必要はありません．有償・無償の動画教材や，**MOOC（大規模公開オンライン講座）**を活用することもできます．MOOCとは，オンラインで誰でも受講できる講座のことです．他大学や外部機関が開設したMOOCを，授業の一部で教材として活用することもできます[13)]．ただし，その教材が当該授業の学習目標を達成するために必要か，内容や難易度は適切かなどを検討する必要があります．

選択肢「3」のように，非同期のオンライン授業では，当該授業に関して学生同士が意見交換できる機会を確保する必要があります．例えば，大学の**LMS（学習管理システム）**に掲示板を設けて，あるテーマについて学生同士がディスカッションしたり，学生の成果物に対して他の学生がフィードバックのコメントを書いたりするなどが挙げられます．一定の期間と場を設定することで，リアルタイムでなくても意見交換の機会を確保することができます．

選択肢「4」のように，講義動画を配信するだけ，あるいは資料を提示するだけでは，非同期のオンライン授業として認められません．講義に加え，学生の課題に対する添削指導や解説，学生の質問やコメントに対する回答なども行う必要があります．特に非同期型の授業の学生には，自分自身で計画的に学習することが求められるため，適宜教員が学習状況を確認するといった関与も重要になります．

以上より，非同期型オンライン授業の教材は必ずしも自作である必要はありませんが，対面授業と同等の教育効果を担保する必要があり，学生への十分な指導と学生同士の意見交換の機会が求められるため，選択肢**「2」**と**「3」**が正答となります．

状況設定 問題① 大人数講義とチーム基盤型学習（TBL）

今年度より，受講生100人の大人数講義である解剖学の科目を担当することになりました．そこで，より学生の学習を促す方法としてチーム基盤型学習（TBL）を取り入れることにしました．

問題①－1 **アイスブレイク**

TBL におけるグループ学習が円滑になるよう，初回の授業でアイスブレイクを行うことにしました．アイスブレイクの実践の留意点として，正しくないものはどれか1つ選びましょう．

1. アイスブレイクの目的や意義を伝える
2. 受講生全員にアイスブレイクに必ず参加するよう伝える
3. シンプルなルールでわかりやすいアイスブレイクを行う
4. 個人のプライバシーに踏み込むアイスブレイクにならないよう配慮する
5. レディネスを確認するようなアイスブレイクを行う

【正答】2

【解説】

TBL は多職種と連携しながらチームで動くことが求められる医療系の教育に適しています[14]．TBL でのグループ学習を効果的に進めるためには，グループの関係づくりが大切です．初回の授業は**授業開き**と呼ばれ，その後のクラスの雰囲気や学習者の動機づけを左右する重要な回となります．ポジティブな雰囲気を作る方法の1つとして**アイスブレイク**があります．アイスブレイクとは，初対面の人が集まる場の緊張感をアイス（氷）にたとえ，それをほぐすために行われる手法を指します．アイスブレイクを行うことで，積極的な参加や円滑なコミュニケーションづくりができます．

教育におけるアイスブレイクの目的は2つに分けることができます．1つは，教員と学生間ならびに学生間同士のといった人間関係の緊張状態を解くことです．もう1つは，学生と未知の学習内容との緊張状態を解くことです．

実際にアイスブレイクを実施する際には **表Ⅲ-4** に示す点に留意する必

表Ⅲ-4 アイスブレイクの実施上の留意点

1. 活動の意図を伝える
2. 短くアイスブレイクをする
3. 理解しやすいアイスブレイクをする
4. 難しすぎると競争を生んでしまう
5. 個人的なことは避ける

文献15）をもとに筆者作成

要があります[15]．

選択肢「1」のように，アイスブレイクを行う際は，学生に活動の目的や意義を伝えます．何のためにこの活動をしているのかが理解されないと，アイスブレイクへの参加意欲がわきません．冒頭では「今後のグループワークに向けて，受講生同士のコミュニケーションを円滑にするため」や「授業内容について今知っていることを確認するため」などの目的を共有します．

選択肢「2」のように，アイスブレイクへの参加を強制させることは避けます．対人関係に困難を抱えるなどの事情があって参加が難しい学生もいるかもしれません．目的とともに，無理に参加しなくてもよいことも同時に伝えることが重要です．

選択肢「3」のように，ルールは単純明快なものがよいです．複雑なルールのアイスブレイクにすると，ルールを理解することに時間がかかってしまい，逆に緊張感を高める可能性があります．

選択肢「4」のように，他者に知られたくないことを共有する活動になっていないか，留意します．個人的な話をする中でお互いを深く知ることができる場合もありますが，「言いたくないことは言わない，聞かない」という原則をクラス内で共有することが重要です．

選択肢「5」の**レディネス**とは，学習を行うのに必要な心身の準備状態を指します．既に知っている知識を問うようなアイスブレイクをすると，レディネスを確認することができます．さらに学習内容に関連するアイスブレイクをすることで，学生と新しい単元との緊張感をほぐすことができます．例えば，よく見聞きするけれど正確に理解されていないトピックや一般的に誤解があるトピックを学生に提示し，そのトピックに対して知っていることを書き出してもらい，グループで共有します．そして全体で共有し，それぞれの回答内容に対して誤解されている点を説明し，詳しくは授業で解説すると予告する方法もあります．

以上より，アイスブレイクへの強制的な参加は避ける必要があるため，選択肢**「2」**が正答となります．

問題①－2　チーム基盤型学習（TBL）におけるテスト問題

TBL では，①個人による事前学習，②個人による事前学習の確認テスト，③チームによる事前学習の確認テスト，④チームで取り組んだ確認テストの誤答に対して弁解を行うアピールタイム（チームによる文書の作成），⑤教員によるフィードバック，⑥チームによる応用課題という流れで進めることとしました．①の事前学習では，解剖学の教科書の該当ページを読んでくるよう指示することとし，②と③の確認テストを作成することにしました．なお，②と③のテスト問題は同一のものとしました．確認テストの作成にあたり正しくないものはどれか1つ選びましょう．

1. 事前学習をふまえた問題を作成する
2. 即時に正答がわかるよう4択問題を作成する
3. 学生の看護観を問うような自由記述式の問題を作成する
4. チームによる確認テストの際にはスクラッチカードを活用する

【正答】**3**

【解説】

TBL では，問題文にあるように，①個人による事前学習，②個人による確認テスト，③チームによる確認テスト，④チームによる確認テストの誤答に対する弁解タイム，⑤教員によるフィードバック，⑥チームによる応用課題といった流れで進めていきます[16]．

TBL を実施するうえでの留意点として，①チームを適切に編成し，管理すること，②学生が個人とチームのワークに責任をもつこと，③教員は学生に頻繁に即時フィードバックを行うこと，④学生の学びと成長を両方促す学習課題であることが挙げられます[16]．特に確認テストでは，事前に教科書などを読んで理解しているかどうかを評価でき，即時に正答かどうかがわかるような出題形式がよいとされています．

選択肢「1」のように，TBL の確認テストでは，事前学習の内容を理解しているかを確認するような基本的な問題にします．事前学習で教科書の該当ページを読むよう指定している場合は，その内容に基づいて問題を作成します．一方，応用問題は，確認テストをふまえた問題を出題します．

選択肢「2」のように，TBL の確認テストでは，**択一式問題**を活用するとよいでしょう．4択などの問題の場合，採点基準が明確であり，採点に

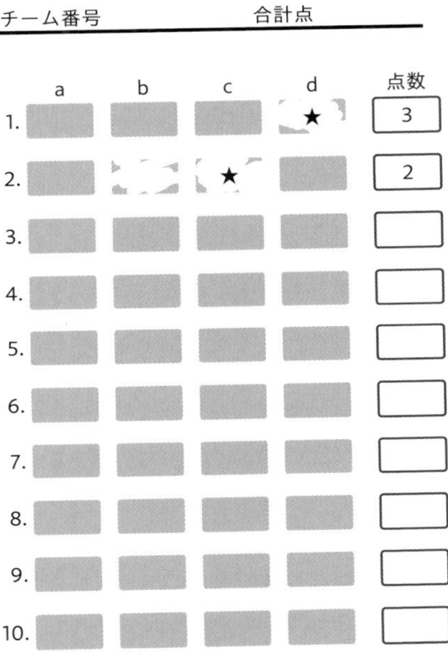

図Ⅲ-1 TBLで活用されるスクラッチカードの例

文献17)をもとに筆者作成

時間がかからないという利点があります．

選択肢「3」のように，自分の考えを述べる問題はTBLの確認テストにはふさわしくありません．TBLの確認テストは基礎的な知識の定着度を測ることが目的であるためです．

選択肢「4」の**スクラッチカード**とは，**図Ⅲ-1** のようなものです[17)]．チームによる確認テストの際には，コインなどで正解だと思うところを削ると正誤がわかる，スクラッチ形式のものを採用している事例もあります．スクラッチカードは，即正答がわかることに加え，正答にたどり着くまで回答し続けることができるといった利点があります[18)]．また近年はスマートフォンやパソコンで確認テストを実施することで，より短時間での採点も可能になっています．

以上よりTBLにおける確認テストは，事前学習をふまえた問題とし，誰でも採点できる多肢選択式にすることが望ましいため，選択肢**「3」**が正答となります．

問題①-3　チーム基盤型学習（TBL）における成績評価

TBL を活用した授業が終わり成績評価をつけることにしました．成績評価をつける際の留意点として正しくないものはどれか1つ選びましょう．

1. 成績評価には TBL の個人による確認テストの点数を取り入れる
2. 成績評価には TBL のチームによる確認テストの点数を取り入れる
3. 成績評価には TBL のチームへの貢献度としてピア評価を取り入れる
4. 成績評価には TBL のチームによる応用課題の点数のみを取り入れる

【正答】**4**

【解説】

成績評価では，TBL における学生個人とチームの両方を評価することが重要です．

選択肢「1」のように，個人による確認テストでは，学生がそれぞれ事前学習に取り組み，内容を理解したかどうかについて評価します．そのため，学生の成績評価を行う際には，個人の確認テストの成績も含めるようにします．

選択肢「2」のように，チームによる確認テストでは，チームでテストに取り組むなかで，教え合いながら内容を理解したかどうかについて評価します．チームとしての成績は各学生が課題に貢献したことによるものなので，個人の成績評価に反映させるようにします．

選択肢「3」のように，チームへの貢献度では，学生同士のピア評価や自己評価を取り入れることも有用です[19)]．ただし，ピア評価や自己評価は人によって厳しさが異なるため，この評価だけを成績評価にするのは避けるようにします．

選択肢「4」のように，基本的な知識の活用ができているかどうかについて評価することも重要ですが，チームによる応用課題のみで成績評価を行うことは正しいとはいえません．その場合，チームに積極的に参加してもしなくても，チーム内で同じ成績評価になってしまうためです．

以上より，TBL の評価には，応用課題の点数のみを取り入れるのではなく，複数の評価を組み合わせることが重要であるため，選択肢「**4**」が正答となります．

状況設定 問題② **反転授業**

看護学部１年生を対象とする科目「基礎看護技術」の血圧測定の単元を担当しています．学生の理解度の促進と知識の定着を目的に，今年度から反転授業を取り入れることにしました．

問題②－1 **反転授業の設計**

反転授業の設計として正しくないものを２つ選びましょう．

1. 学生は授業時間外で事前に「血圧測定」に関する動画教材を見た後，理解度を確認する小テストを e-learning で正答するまで実施し，教室では動画の内容を踏まえて技術テストを行い，ピア評価と教員によるフィードバックを行う
2. 学生は授業時間外で事前に「血圧測定」に関する動画教材と指定された教科書の該当箇所を閲覧し，「血圧測定」の手順と留意点に関する問題が書かれたワークシートを記入し，教室ではワークシートの内容を踏まえてグループで応用的な課題に取り組む
3. 学生は教室で「血圧測定」に関する講義を聞いた後，理解度を確認する小テストを行い，授業時間外で各自技術練習をしておく
4. 学生は授業時間外で事前に「血圧測定」に関する動画教材を見た後，教室では「聴診」に関する講義を聞く

【正答】**3，4**

【解説】

反転授業は，一般的には，従来教室で行われていた講義を事前にオンラインなどで実施し，教室では演習やグループワークなどを実施するという授業形態です[20)]．事前課題は動画教材の視聴のみならず，教科書などテキスト教材の読解も含むというとらえ方もあります．いずれにしても，事前に学習内容に関する解説が含まれており，事前学習と対面授業をつなげる丹念な授業設計が必要であることが反転授業の特徴であるといえます[21)]．これまでの研究でも，反転授業では従来型の授業よりも成績が向上するという知見が得られています[22)]．効果的に実施するためには，事前課題と教室での学習活動をしっかり関連づけて設計する必要があります．

選択肢「1」は，事前に動画教材を視聴した後，動画の内容に関する小テストを実施し，授業時間内では技術演習の時間としています．このように単に動画教材を準備するのではなく，内容を理解したかどうか確認する小テストも同時に準備することが重要です．

選択肢「2」は，事前に動画教材を視聴した後，ワークシートの記入を課題とし，授業時間内では，ワークシートの記入内容をふまえて，より発展的な課題に取り組む時間としています．このように，反転授業では授業時間内外の学習活動を連動させることが求められます．

選択肢「3」は，授業時間外での活動が各自に委ねられており，事前の学習活動がきちんと設計されていないことから，反転授業とはいえません．これまでの講義を授業時間外の学習に移すことにより，授業時間内の学習がより応用的なものにできるように設計するとよいでしょう．

選択肢「4」は，授業時間内での学習と事前学習が関連しておらず，反転授業とはいえません．また，授業時間内での学習が「聴診」に関する講義となっていますが，授業時間外の学習と合わせた内容となるように設計します．

以上より，反転授業の定義に照らし合わせれば，選択肢**「3」「4」**が正答となります．

問題②-2　反転授業における事前学習用の教材

反転授業の事前学習用に「血圧測定」に関する教材を準備し，LMS で配信することにしました．教材を作成，配信するうえで正しくないものを2つ選びましょう．

1. 昨年度の講義を録画していたものを，そのまま90分の動画教材として配信する
2. スライドによる解説だけでなく，血圧測定の手順も動画教材として配信する
3. 市販されている血圧測定に関する動画教材を配信する
4. 血圧測定に関する内容が書かれた書籍を1冊すべてスキャンし，テキスト教材として配信する

【正答】**1，4**

【解説】

この設問においては，反転授業における動画教材とテキスト教材の作成ポイントについて学びます．なお，反転授業の定義には動画教材の使用を含めていないものもあり[21]，必ずしも事前学習の教材として動画を準備する必要はありません．

選択肢「1」のように，90分の授業映像をそのまま視聴させることは，学生の集中力の持続という点で問題があります．学生の集中力に関する調査では，講義最初の10～15分で注意が低下するという報告もあります[23]．教室で実施した講義をそのまま活用するのではなく，反転授業用に短く作成し直すほうがよいでしょう．例えば，血圧測定の意義，手順，留意点などトピックごとに短い動画教材を作成すると理解しやすくなります．また，動画を短くしておくと撮影や編集がしやすいというメリットもあります．

選択肢「2」のように，動画教材では，スライドを用いた説明だけでなく，実験や実演も見せることができます．教室での実験や実演は書画カメラなどを活用することで手元を拡大して見せることもできます．また，動画教材であれば，一旦停止をしたり，繰り返しをしたりというように，学生が自身の理解度に合わせて見ることもできます．

選択肢「3」のように，市販の動画教材を購入し，反転授業に活用することもできます．ドラマ仕立てになっているものなど，教員1人ではなかなか作成が難しい動画も多くあります．一方で，その動画が反転授業の事前学習として適切か，学生のレベルに合っているか，など事前に動画を確認し，判断する必要があります．また市販のものは，制作会社によって，動画の編集が認められていないものもあるため，規約も確認します．

選択肢「4」は著作権に関する項目です．書籍などの著作物を複製する場合，原則として，著作権者の許諾が必要になります．しかし，教育機関である大学においては，条件を満たすことで例外的に著作権者の許諾を得ずに複製することができます（表Ⅲ-5）．選択肢「4」のように，書籍を丸ごとスキャンして配信する，あるいは印刷して配付することは，条件④や⑥に違反していると考えられます．特に学生1人ひとりが購入することを前提とした教科書をコピーして配付することは，条件⑥の違反になります．著作権に関する法律は今後も改正される可能性がありますので，最新の情報を確認するようにします．

表Ⅲ-5　著作権者の了解なしに利用できるための条件

①	営利を目的としない教育機関であること
②	授業を担当する教員やその授業等を受ける者がコピーして配付したりEメールなどインターネットを介して送信したりすること
③	本人の授業のために使用すること
④	コピーの部数やインターネットを介した送信先は，授業で必要な限度内とすること
⑤	既に公表された著作物であること
⑥	その著作物の種類や用途などから判断して，著作権者の利益を不当に害しないこと
⑦	原則として著作物の題名，著作者名などの「出所の明示」をすること

文献 24）をもとに筆者作成

以上より，動画教材は短い時間で視聴できるように作成し，配信する場合は著作権に留意する必要があるため，選択肢「1」「4」が正答となります．

問題②－3　反転授業を実施するうえでの留意点

反転授業の事前学習用の動画教材を作成しました．反転授業を実施するうえで正しくないものを２つ選びましょう．

1. インターネット環境など，学生の学習環境について事前に調査した
2. 反転授業をこの科目で取り入れる理由と意義を説明した
3. 事前に動画教材を見ていない学生がいたため，動画を教室でも全員に見せた
4. 事前学習の動画教材の視聴履歴を成績評価の対象とした

【正答】**3，4**

【解説】

反転授業を実施する場合は，学生への説明内容や授業の成績評価などを事前に検討しておくようにします．また，事前学習用の動画教材などを確認していない学生が出てくる可能性もあるため，そのような学生への対応も実施する前に考えておくとよいでしょう．

選択肢「1」のように，学生の通信環境やパソコンの準備状況など，学生が円滑に事前学習を受講できるかということを事前に確認しておくことが前提となります．環境が整っていない学生がいる場合は，ルーターやパソコンの貸し出し，受講場所の提供などが必要になる場合もあります．

選択肢「2」のように，反転授業を始める前に，なぜこの授業で反転授業を行うのかを説明するとよいでしょう．例えば，看護技術の講義においては，反転授業を取り入れることで，事前学習で学んだ知識を活かした実技練習や，学生同士の教え合いなどに時間をかけることができます．そのため，従来の講義よりも，スキルの向上や理解の促進などの効果が期待できます．一方で，学生１人ひとりが事前の学習をしてこなければ，授業時間内での学習活動の効果は薄いものになってしまいます．そのため，反転授業の効果を高めるには，事前学習が必要であることを伝えておくことが重要です．

選択肢「3」のように，事前課題の動画を教室で全員に見せる場合，振り返りの機会にはなりますが，事前課題に取り組んできた学生にとっては対面で授業を受ける意義を感じられなくなり，次回から事前視聴をしなくなる可能性があります．そのため，動画を視聴してこなかった学生については，別スペースで視聴させるとよいでしょう．これによってその学生にとっては次回から事前に動画を視聴する動機づけになる可能性があります．ただし，その学生は授業内での演習やグループ学習に部分的に参加できなくなるという問題も生じます[25)]．そのため，このような学生への個別対応が必要です．

選択肢「4」のように，事前学習の取り組み状況を成績評価に加える場合があるかもしれませんが，動画の視聴履歴は評価対象にはしないほうがよいでしょう．動画を再生していても見ていない可能性もあるため視聴履歴はあまり当てになりません．事前学習を成績評価の対象とする場合は，小テストやワークシートなど課題と組み合わせて行うのがよいでしょう．

以上より，事前課題で視聴を課した動画を全員に教室で見せること，ならびに視聴履歴を評価対象にすることは正しいとはいえないため，選択肢**「3」「4」**が正答となります．

学びを深めるコラム ①

自分の教育実践を研究にする

教育指導能力を向上させるためには，教育に関する知識や技術の習得とともに，自分自身の教育実践を振り返り，客観的に分析できるようになることが重要です[26)]．そのための取り組みとして国際的に注目されているのが **SoTL（Scholarship of Teaching and Learning）**という考え方とそれに基づく取り組みです．SoTL とは，学生の学習効果を最大限に高める教育（信念，行動，態度，価値観）に関する学術的な研究であり，その研究成果を公表することによって，より学習に関する理解を深めることです[27)]．つまり，教員が自らの教育実践のなかで，学生の学習に関連した問いを設定し，体系的に調査，分析，考察し，その結果を共有していく取り組みです．近年，日本の看護学教育においても，教育実践を研究にする取り組みが進められています[28)]．

一連の SoTL 活動で，最も重要なのが**リサーチクエスチョン**の設定です．問いはシンプルで，明確で，検証可能なものにする必要があります．ミネソタ大学では，避けるべきリサーチクエスチョンとして次の 3 つを挙げています[29)]．

1 つ目は複数の要素が含まれている問いです．例えば「実際の病院を再現した新しい実習室を設置することによって，教員は学生の学習意欲を高めるような教育指導法を取り入れようとするか」というものです．新しい実習室が教員に与える影響を分析したいのか，学生の学習に与える影響を分析したいのか，複数の要素が混合していて，わかりにくくなっています．分析ができるよう，まずは問いを分割させます．

2 つ目は曖昧な用語が含まれている問いです．例えば「学生は，看護学実習を体験する前よりも後の方が，主体的に学習に取り組むようになったか」というものです．「主体的な学び」という言葉は教育界でよく聞く言葉ですが，多義的に使われており，明確な定義が難しいものです．この研究では主体性をどのように定義づけるのか，そしてどのように測定するのか，を考える必要があります．

3つ目は大それた問いです．例えば「病態治療学の授業におけるケースメソッドはクリティカルシンキングの能力に影響を与えるか」というものです．授業開始時と授業終了時に学生にクリティカルシンキングを問うテストや尺度を用いたアンケート調査をしたとしても，要因がケースメソッドであることを証明するのは極めて難しいです．もしこのテーマで進めるとしたら，ケースメソッドを実践したクラスと講義法のみで実践したクラスの比較を行い，要因を検討する必要があります．ただし，各クラスの学生が教育上の不利益を被らないよう配慮することが求められます．現実的で検証可能な問いにするのが望ましいでしょう．

この内容は難しくて
よくわからないな……
なんだか学生の反応が悪いな
内容が難しいかな……
難しいから
眠たくなってきた……
この前の授業で
学生の反応が悪くて……
リサーチクエスチョン
先行研究では
e-learningを取り入れたりも
していますね
事前学習などを取り入れると
改善するかも

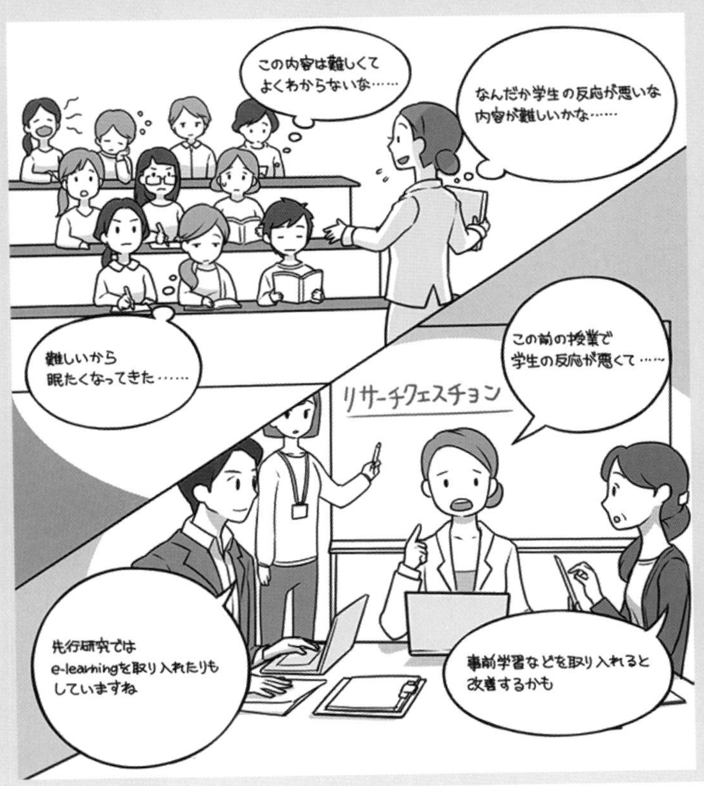

SoTL 活動で，もう 1 つ推奨されているのが，教員同士で実践コミュニティをつくることです．同じ看護学が専門の教員とは，授業の学習内容も含めてピア・レビューをすることができますし，異なる専門分野の教員とは，学問分野特有の課題や教育指導法をお互いに知ることができ，視野を広げられることが期待できます．

もちろん，教育は不確実性が高い営みであり，あるクラスでうまくいった実践が，別のクラスでもうまくいくとは限りません．また教員が異なれば，同じ実践でも成果が変わる可能性もあります．そのため，教育実践を研究対象とすることは容易ではありません．しかし，感覚的にうまくいった，あるいはうまくいかなかった教育実践について，何がうまくいって，なぜうまくいったのか，さらに良くする改善点はあるかを分析し，その結果を公表してフィードバックをもらうことは，自身の教育指導能力の向上につながります．自分の教育実践を振り返り，日頃，課題に感じていることや素朴な疑問から SoTL 活動を始めてみるとよいでしょう．

引用・参考文献

1）中井俊樹，小林忠資（編著）（2017）：看護教育実践シリーズ 3　授業方法の基礎．pp75-85．医学書院．
2）Mayer, R. E.（2009）：Multimedia learning（2nd ed.）. Cambridge University Press.
3）大西忠治（1988）：発問上達法―授業つくり上達法 PART2．民衆社．
4）福井里佳（2012）：看護基礎教育における「問うこと（questioning）」に関する海外文献検討．日本看護学教育学会誌，22（1），35-46．
5）Camerer, C., Loewenstein, G., Weber, M.（1989）：The curse of knowledge in economic settings：An experimental analysis. Journal of Political Economy, 97（5）, 1232-1254.
6）Rowe, M. B.（1974）：Relation of wait-time and rewards to the development of language, logic, and fate control：Part Ⅱ-Rewards. Journal of Research in Science teaching, 11（4）, 291-308.
7）石田淳（2015）：マンガでよくわかる教える技術―行動科学を使ってできる人が育つ！かんき出版．
8）Nilson, L. B.（2010）：Teaching at its best：A research-based resource for college instructors. John Wiley & Sons.
9）長濱澄，森田裕介（2017）：映像コンテンツの高速提示による学習効果の分析．日本教育工学会論文誌，40（4），291-300
10）Picardo, V., Denny, P., Luxton-Reilly, A.（2021）：Lecture Recordings, Viewing Habits, and Performance in an Introductory Programming Course. ACM International Conference Proceeding Series, 73-79.
11）Banerjee, S.（2021）：To capture the research landscape of lecture capture in university education. Computers and Education, 160, 10.1016/j.compedu.2020.104032
12）文部科学省（2007）：平成 19 年文部科学省告示第 114 号．https://www.mext.go.jp/b_menu/hakusho/nc/07091103/002.htm（2023 年 10 月 1 日確認）
13）中央教育審議会大学分科会制度・教育改革ワーキンググループ（2018）：第 18 回 配付資料 6「大学における多様なメディアを高度に利用した授業について」．https://www.mext.go.jp/b_menu/shingi/chukyo/chukyo4/043/siryo/__icsFiles/afieldfile/2018/09/10/1409011_6.pdf（2023 年 10 月 1 日確認）
14）五十嵐ゆかり（編著）（2016）：トライ！看護に TBL―チーム基盤型学習の基礎のキソ．医学書院．
15）小林忠資（2015）：初回の授業で学生を巻き込む．中井俊樹（編著）：アクティブラーニング．pp64-73，玉川大学出版部．
16）Michaelsen, L. K., Sweet, M.（2008）：The essential elements of team-based learning. New Directions for Teaching and Learning, 2008（116）, 7-27.
17）尾原喜美子（2013）：チーム基盤型学習法（TBL）の効果とコツ．医学界新聞．医学書院．https://www.igaku-shoin.co.jp/paper/archive/y2013/PA03020_03/（2023 年 10 月 1 日確認）
18）青木昭子（2019）：誰でもすぐにできる Team-Based Learning（TBL）の仕掛けを使った講義．薬学教育，3，1-6．
19）安原智久，小西元美，西田貴博他（2014）：チーム基盤型学習（Team-based Learning；TBL）とピア評価がもたらす実践型化学教育．薬学雑誌，134（2），185-194．
20）浦田悠（2022）：ハイブリッド型授業に関する知見の整理と FD 研修の実践．大学教育研究，30，21-34．
21）澁川幸加（2021）：ブレンド型授業との比較・従来授業における予習との比較を通した反転授業の特徴と定義の検討．日本教育工学会論文誌，44（4），561-574．
22）Lo, C. K., Hew, K. F., Chen, G.（2017）：Toward a set of design principles for mathematics flipped classrooms：A synthesis of research in mathematics education. Educational

Research Review, 22, 50-73.

23) Wilson, K., Korn, J. H.(2007)：Attention during lectures：Beyond ten minutes. Teaching of Psychology, 34(2), 85-89.

24) 文化庁著作権課：学校における教育活動と著作権(令和 3 年度改正版).
https://www.bunka.go.jp/seisaku/chosakuken/seidokaisetsu/pdf/92916001_01.pdf
(2023 年 10 月 1 日確認)

25) ジョナサン・バーグマン，アーロン・サムズ(山内祐平監修・訳)(2014)：反転授業．オデッセイコミュニケーションズ．

26) 大山牧子，根岸千悠，佐藤浩章(2018)：SoTL に基づいた教育実践研究計画を作成するプレ FD プログラムの試行と評価．日本教育工学会論文誌，41(Suppl)，225-228.

27) Potter, M. K., Kustra, E.(2011)：The Relationship between Scholarly Teaching and SoTL：Models, Distinctions, and Clarifications. International Journal for the Scholarship of Teaching and Learning, 5(1), Article 23, 1-18

28) 佐藤浩章(2019)：公開収録「教育実践を研究にする SoTL と研究デザインワークシートのつくり方」(第 1 部) 教育実践を研究にする SoTL とは．看護教育，60(4)，300-304.

29) University of Minnesota, Research Questions and Design.
https://cei.umn.edu/teaching-resources/scholarship-teaching-and-learning/research-questions-and-design/(2023 年 10 月 1 日確認)

演習に関する教育指導力を向上させる

学習目標

- ☑ 演習において学習を促す教育指導法を複数挙げることができる
- ☑ 指導の一環としての学生による評価の方法と留意点を説明できる
- ☑ さまざまなグループワークの実施における留意点を説明できる

○キーワード

フィードバック，ディスカッション，自己評価，ピア評価，情意的領域，ジグソー法，ロールプレイ，リフレクティブ・サイクル

本章では，演習を「学内で行われる，スキルの習得やグループワークなど多様な学習活動を取り入れた授業形態」と定義します．具体的には看護技術をシミュレータで実際に練習しながら身につける授業や，講義で得た知識を活用してより複雑な課題にグループで取り組む授業のことです．

一般問題では，スキルの習得を促すフィードバックの与え方，ディスカッションの活性化のための工夫，学生による自己評価とピア評価の活用，態度など情意領域における指導について扱います．状況設定問題ではグループワークのなかでも特徴的なジグソー法とロールプレイを扱い，それぞれについて留意点や進め方について取り扱います．

一般 問題① スキル習得におけるフィードバック

スキル習得における教員からのフィードバックについて正しいものをすべて選びましょう．

1. 学生の思考を促すため，あいまいなフィードバックを与える
2. 学生の実践が終わった直後にフィードバックを与えるようにする
3. 言葉だけで伝えきれないので，教員の実演を交えながらフィードバックをする
4. クラス全体に共通している内容については，配付資料でフィードバックを行う

5. 直接実演を見ていない学生には，他者からの情報をもとにフィードバックを行う

【正答】**2，3，4**

【解説】

学生が看護技術などのスキルを習得するにあたって，看護師としての臨床経験をもつ教員の与える**フィードバック**は重要です．教員は学生の実演に対し，正しい点や間違った点を指摘します．学生はその指摘をもとに，自分のスキルの改善点を認識したり，自信をもったりできます[1)]．ここではスキルの習得時における効果的なフィードバックについて学んでいきます．

選択肢「1」は，フィードバックの明確さについてのものです．学生の実演に対するフィードバックは具体的でなければなりません．あいまいなフィードバックは学生を混乱させます．学生に考えさせたい場合は，「今の○○についてどこがうまくいかなかったと思いますか」とポイントを明示して問いかけるようにします．

選択肢「2」は，フィードバックを与えるタイミングについてです．フィードバックには，直後に与える**即時フィードバック**と，時間を空けて与える**遅延フィードバック**があります．スキルの習得においては，即時フィードバックを行います．学生，教員双方の記憶や感覚が新鮮なうちに，フィードバックをする必要があるからです．即時フィードバックができない場合は，録画をもとにフィードバックを行うなどの工夫ができるとよいでしょう．

選択肢「3」は，言葉以外によるフィードバックです．スキルの習得においては言葉だけでは伝わらないこともあります．その場合は，教員が実際に実演して見せます．実演するときは，重要なポイントをゆっくり行う，言葉で補足説明する，学生が見やすくするなどの工夫をします．

選択肢「4」は，全体へのフィードバックに関するものです．フィードバックは個別に与えるのが基本です．しかし，個別フィードバックが難しい場合や，共通して見られる誤りや理解不足については全体へフィードバックします．全体に口頭で説明する方法以外にも，演習後に配付資料や掲示物を別途作成して注意事項を伝達する方法もあります．

選択肢「5」は，学生に与えるフィードバックの根拠に関わるもので

す．他者からの情報をもとにしたフィードバックは行うべきではなく[2)]，教員自身が見た実演に対して行います．他者からの情報が正確ではない可能性や他者の情報を教員が十分に理解できていない可能性があるからです．教員が演習中にすべての学生の実演にフィードバックを与えることが難しいときには，チェックリストやルーブリックを作成し，教員の評価の視点や基準を学生自身が確認できるようにします．

以上より，スキルの習得ではフィードバックは直後に行うこと，適宜教員が実演を学生に見せること，全体へのフィードバックは配付資料などを用いることが正しいといえるため，選択肢「2」「3」「4」が正答となります．

一般 問題② ディスカッションの活性化

学生の活発なディスカッションを促すための工夫として正しくないものをすべて選びましょう．

1. 机や椅子を移動させて学生が互いに顔を見られる教室のレイアウトにする
2. ディスカッションに入る前に話し合いのルールを提示し，学生間で共有する
3. さまざまな意見が出るよう「腎移植についてどう思いますか」といった漠然とした問いかけをする
4. 話すことに集中できるよう，メモやワークシートへの記入は行わせないようにする
5. ディスカッションを行う前には学生間の緊張感を和らげる機会を作る

【正答】**3，4**

【解説】

演習の授業で，協同学習として**ディスカッション**を取り入れることも多いでしょう．しかし，うまく話し合いが進まないなどの困難が生じることがあります．ディスカッションを促すにあたり注意しておくべきことがあります[3)]．

選択肢「1」は，ディスカッションを行うための**教室レイアウト**についてです．ディスカッションを促すためには，お互いの顔が見られる状態に

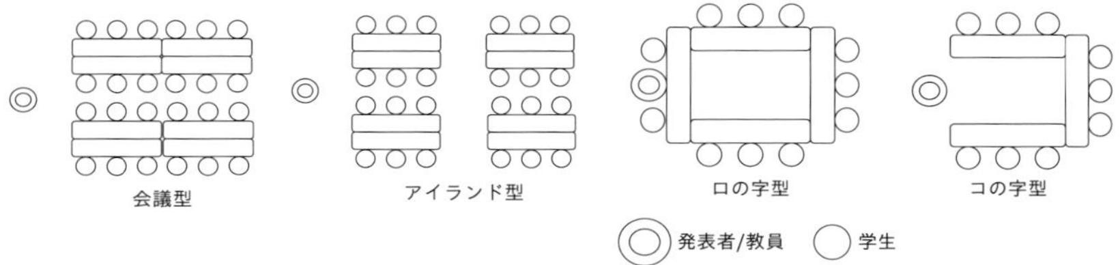

図Ⅲ-2　レイアウトの種類

します．また，メモやノートを取るためには机があったほうがよいでしょう．こうしたことから，机や椅子を動かしてレイアウトの調整を行うことが必要です（図Ⅲ-2）．

選択肢「2」は，話し合いのルールについてのものです．話し合いのルールを設定し，学生に提示するとよいでしょう．話し合いのルールには大きく以下の3つがあります．まず，発言に関するルールです．発言の長さや内容を決めます．例えば「1分以内で話す」「自分の立場と理由を言う」などです．次に聞き方についてのルールです．例えば「相手の顔を見ながら聞く」「他者の発言を遮らない」といった聞く態度に関するルールや，「質問を最低1つ挙げられるように聞く」というように考えてほしいことを定めたルールです．最後に，雰囲気作りに関するルールです．話し合いの楽しさや活気を高めます．例えば「発言のあとには拍手をする」「共感を示すようにする」といった望ましい行動を促すルールがあります．反対に「他者の尊厳を傷つける発言はしてはならない」といった避けるべき行動を明示するルールもあります．

選択肢「3」は，ディスカッションに入るための口火を切る質問についてです．「腎移植についてどう思いますか」「糖尿病患者の食事療法についてどう思いますか」といった漠然とした問いは避けます．漠然とした問いに対して，学生は「何を言えばよいのか」とかえって黙り込んでしまいます．口火を切る質問は明確にします（表Ⅲ-6）．例えば，「日本で腎移植が普及しない理由は何だと思いますか」「糖尿病患者の食事療法を困難にしている理由は何だと思いますか」といった具体的な論点を示すことで，学生はディスカッションを開始しやすくなるでしょう．

選択肢「4」は，ディスカッション中の記録についてです．ディスカッションが円滑に進むよう，学生が記録を取りやすいように配慮します．記

表Ⅲ-6　ディスカッションを始めるための質問

種類	例
共通の経験	あなたが摂取エネルギー量を抑えるためにしている工夫は何ですか 血糖コントロールするために普段の食事で何に気をつけていますか
理想	栄養バランスのよい食事とはどのようなものでしょうか 高血糖を改善するためにどのような工夫をすべきでしょうか
争点	食事療法をしている人は外食をしてはいけないと思いますか
事例	今後，この事例の患者さんが食生活を改善するためにはどうしたらよいでしょうか

文献4)をもとに筆者作成

録しやすいよう机や椅子をレイアウトするだけでなく，どのように記録をとるとよいかを学生に事前に説明します．ディスカッション用にワークシートを作成することもできます．ワークシートには論点や自分の考えの整理を図る問いかけを記しておくとよいでしょう．その際，他のメンバーの発言内容を書き込める枠を作るとよいでしょう．また，グループでホワイトボードや模造紙を使うこともできます．似ているものや対立するものといった視点で内容を整理させることで，議論を可視化することができます．これによって，議論が堂々巡りしたり，少数意見が忘れられたりすることを避けることができます．

選択肢「5」は，グループ内の学生の信頼関係に関するものです．グループでのディスカッションがうまく進まない原因の1つに，学生同士の信頼関係が十分に築かれていないことが考えられます．信頼関係があれば，自分の意見を気兼ねなく言えます．信頼関係を構築する方法はいくつかあります．例えば，ネームプレートの使用です．学生同士名前がわからない状況でディスカッションをするとよそよそしさが強くなります．「○○さん」とお互いを名前で呼び合うことができるだけで安心感が生じます．ディスカッションの前に，自己紹介や簡単なゲームなどアイスブレイクを取り入れることも効果的です．

以上より，ディスカッションでは，教員による開始時の漠然とした問いの提示やディスカッション中に内容が記録できないことは活発なディスカッションを妨げるため，選択肢**「3」「4」**が正答となります．

一般 問題③ 自己評価とピア評価

実技の練習やグループワークで自己評価やピア評価を行う際の留意点について正しくないものを選びましょう.

1. 学生同士で評価を行うことの学習上の意義を学生に説明する
2. 評価を行う際の観点や基準を明確に提示してから実施させる
3. 自己評価の際にはダニング・クルーガー効果が生じやすいことに注意する
4. ピア評価の実施には学生相互の関係性に配慮しなくてもよい
5. 教員自身が評価者として学生の模範となることを意識する

【正答】4

【解説】

演習で行う活動を評価し，次の学習を促すためには，**自己評価**や学生相互による**ピア評価**が有効です．自己評価やピア評価そのものを重要な学習活動と位置づけることもできます[5)]．その際の留意点について考えていきます．

選択肢「1」は，学生に対する自己評価やピア評価の意義の説明についてです．自己評価やピア評価では，学生自身が評価者となります．そのため，なぜ評価が必要なのかを学生自ら理解することが大切です．評価は，成績や序列をつけるためだけでなく，学生が学習を改善していくのに必要です．また，卒業後に学生自身が職業人として学習するときに，自分で適切な評価ができるようになることが求められます．しかし，評価は難しく，だからこそ練習しなければなりません．こうしたことを学生に伝えることで，自己評価やピア評価の重要性に対する理解を深めることができます．

選択肢「2」は，自己評価やピア評価時の留意点についてです．自己評価やピア評価をするときは，何に注目すればよいか，基準はどの程度なのかを学生が理解しておく必要があります．そのためには，チェックリストやルーブリックなどのツールを使うとよいでしょう．チェックリストやルーブリックは，自分や他の学生の学習成果を客観的に評価することを助けます．教員は，学生が使ったチェックリストやルーブリックを確認し，評価が適切かどうかを確認します．また，学生が使いやすいように，チェックリストやルーブリックを適宜改善するようにしましょう．

選択肢「3」は，自己評価において生じやすい**認知バイアス**についてです．自己評価においてはしばしば自分の能力を実際より高く見積もってしまうことがあります．これを**ダニング・クルーガー効果**といいます[5)]．適切な自己評価を促すためにはダニング・クルーガー効果について学生に注意を喚起しておくのがよいでしょう．また，教員自身も学生の自己評価の結果を確認する際にこの効果の影響について考慮するようにします．

選択肢「4」は，ピア評価を実施する際の学生相互の関係性についてのものです．ピア評価では，学生が互いに評価し合います．しかし，学生は評価することや評価されることに抵抗を感じることがあります．また，評価は相手のできないことを指摘するだけだと思っている学生もいます．そこで，ピア評価をする前に，学生同士の信頼関係を築くことが大切です．グループやペアでの活動を通して，学生がお互いに協力し合う雰囲気を作ります．そして，ピア評価では，よい点と改善点をバランスよく伝えるように指導します．

選択肢「5」は，教員の態度についてのものです．教員は，学生の**ロールモデル**として評価者としての態度を示します．評価基準を明確にし，学生の成果や行動に対して公正に評価します．また，学生の人格ではなく，その学習プロセスやアウトプットに対してフィードバックします．

以上より，ピア評価を行う場合は学生相互の関係性に配慮すべきであることから，選択肢「**4**」が正答となります．

一般　問題④　関心や態度の指導

学生の関心や態度に関する指導について正しくないものを1つ選びましょう．

1. 学生がある態度を身につける段階には，受け入れ，反応，内面化の3つがある
2. 望ましい態度の学習を促すには，根拠や学生の考えを踏まえながら対話的に進めるようにする
3. 望ましくない行動をとった学生への指導は，思いを伝えるために感情的に行うとよい
4. 特定のロールモデルを意識させることで，関心や態度の学習は促される
5. ロールプレイによって．多様な他者への理解が促されることが期待できる

【正答】**3**

【解説】

演習では知識や技術の習得のみならず，関心や態度といったブルーム・タキソノミーにおける情意的領域の学習目標が設定されることもあります．良心，倫理観，医療者としての自覚，といったものです．こうした学生の内面や価値観について，どのように指導すればよいかを学びます．

選択肢「1」は，態度を学習する**段階**についてのものです．態度の学習は**受け入れ**，**反応**，**内面化**の３つの段階で進みます[4)]．ある価値に気がついてその重要性を理解しているのが受け入れの段階，ある価値にそって意識的に行動を選択するのが反応の段階，そしてある価値にもとづいた行動を自然なこととして行えるようになるのが内面化の段階です．態度の指導はこの３つの段階を意識しながら検討するとよいでしょう．

選択肢「2」は，基本的な指導の進め方についてです．望ましい態度について教員から学生に一方向的に提示したとしても，学生がその意味を十分に理解できるとは限りません．態度の指導においては学生がその行動の望ましさなどについて，自分なりに納得し，理解する過程が求められます．そのため，原則として対話をしながら進めていくのがよいでしょう．学生のある行動について，「どのような意図からその行動をとったのですか」などその根拠や考えを尋ねるようにします．対話は学生と教員だけでなく，学生同士で行うのも有効です．望ましい態度について，具体的な論点を教員が示したうえで，学生同士のディスカッションを促すのもよいでしょう．

選択肢「3」は，望ましくない態度をとった学生への指導についてです．学生が看護師としてふさわしくない言動をとった場合には，迅速に指摘することが必要です．この際，教員は感情に任せて指導を行うべきではありません．感情的に大声で叱責する伝え方は学生にとっては受け入れがたいものです．また，教員の感情的な指導は学生の自信やモチベーションを低下させ，看護師として必要なスキルや知識を身につけることを妨げます．さらに，感情的になってしまうと，教員自身が状況を正確に把握できなくなることも考えられます．まずは冷静になることを意識し，客観的な事実を学生に伝えます．そのうえで，例えば「看護師としてこのような言動は適切でしょうか」と将来の立場を想像させて問いかけるとよいでしょう．

選択肢「4」は態度の指導において有効な**ロールモデル**についてです．学生がロールモデルともいえる存在を見つけられれば，望ましい態度の理解や理想とする看護師像の具体化が期待できます．学生がロールモデルを見つけられるような機会を，授業中に設定できるとよいでしょう．また，見つけられたら，そのロールモデルを観察することを学生に促します．学生の観察からの学習を支援するために，「あなたのロールモデルはなぜそのような行動をとっているのでしょうか」と問いかけるのもよいでしょう．単にロールモデルの行動を模倣すればよいのではなく，その行動の背景にある考え方を学生が理解できるように問いかけます．

選択肢「5」は**ロールプレイ**を用いた指導です．ロールプレイとは，演劇のようにある役を演じる学習活動です．ロールプレイのシナリオを工夫することで学生は，それまで接してこなかった多様な患者と接する疑似的な経験ができます[6)]．ロールプレイによって感じたことを他の学生と共有し合う機会を設けることによって，他者への理解がさらに促されるでしょう．

以上より，望ましくない態度をとった学生に対して教員が感情的な指導を行うことは正しい方法とはいえないため，選択肢**「3」**が正答となります．

状況設定　問題①　ジグソー法の実践

成人看護学における看護過程を学ぶ演習に今年度からジグソー法を取り入れることにしました．授業では患者の情報収集の視点を学ぶことを目的にしています．事前の課題として，①胃がん，②糖尿病，③脳梗塞，④腎不全の病態・治療・合併症についてあらかじめ調べることを各担当の学生に提示しています．

問題①－1　ジグソー法の設計

ジグソー法の課題の設定における留意点について正しくないものを1つ選びましょう．

1. 授業全体の学習目標との対応に注意しながら，ジグソー法の実施全体を通じて達成したい目標を明確にする
2. ジグソー法の実施全体に関わる主課題を設定してから，専門課題を設定し全体の体系性を高めるようにする

3. 専門課題を統合することで主課題に対する理解が深まるような課題の設定を行うようにする
4. 主課題，専門課題のいずれについても学生の能力や時間的制約のなかで達成することが可能な課題にする
5. 専門課題については学生が内容を正確に理解できないレベルを設定する

【正答】**5**

【解説】

ジグソー法は，協同学習によるアクティブラーニングの代表的な手法の1つです[7)]．グループのなかでそれぞれ担当パートを割り当て，担当を同じくする専門家グループ（エキスパートグループ）に分かれて学習を行い，もとのグループに戻って他のメンバーに専門家グループの活動で学んだことを教えるという流れで行われます（図Ⅲ-3）．いずれの学生にもグループ内での専門家としての役割が与えられることで，自分で考え調べる力や協調性も培われ，学習への動機づけが高められるなどの効果が期待できます．

ジグソー法の効果を高めるために重要なのは学生に提示する課題の設定です．ジグソー法においては，まずは学生全員が取り組む主課題と，グループ内の各メンバーが専門家グループで取り組む専門課題の2つを設

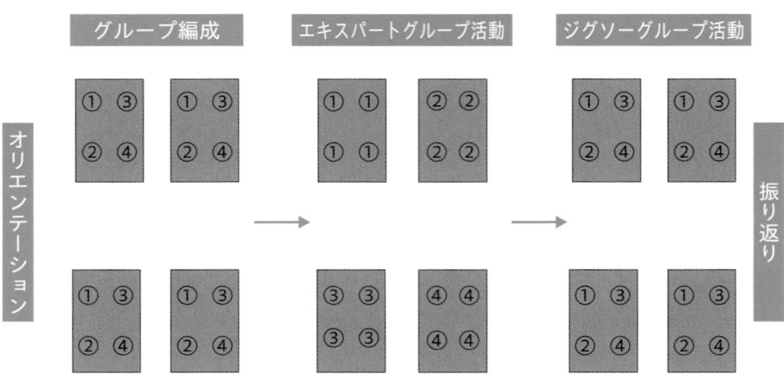

図Ⅲ-3　ジグソー法の進め方

文献8）を参考に筆者作成

定します．本設問であれば「患者の情報収集の視点を学ぶ」が主課題であり，「①胃がん，②糖尿病，③脳梗塞，④腎不全の病態・治療・合併症について調べる」が専門課題となります．

選択肢「1」～「3」のように，ジグソー法においてもまずは学習目標を明確にしたうえで設計を行います．ジグソー法を通じて学生に何ができるようになってほしいかを明確にしなければなりません．この目標に対応するように課題の設定を行います．また，主課題と専門課題は，関連性をもたせるように設計します．まずは主課題を定め，それに関連する専門課題を設定するという手順をとります．専門課題の設定には，個別の専門課題の学習をまとめることで主課題に対する理解が深まるように設定します．また，課題を調べさせる際は，選択肢「4」のように，学生の能力をふまえて，インターネットや教科書など活用できる教材や資料の情報を提供することが重要です．

看護の学習において専門課題を設定する際は，疾患別，症例別，看護理論別，段階やプロセス別に分けると便利です[8)]．このように分類された専門課題を設定することで，課題の統合も図りやすくなります．理論や事例を他の学生に説明する必要があるため，専門課題は学生が正確に理解できるレベルのものにします．

以上より，学生が正確に理解することが難しい内容での課題設定は正しいとはいえないため，選択肢**「5」**が正答となります．

問題①-2 ジグソー法の意義

授業でジグソー法を行う前に，ジグソー法の意義について学生に説明しようと考えました．ジグソー法の意義について正しくないものを1つ選びましょう．

1. 学生同士の対話を中心に進められるので理解が深まりやすい
2. 他の学生に対する説明の機会により学習を促すことが期待できる
3. 他の学生の説明に対して疑問や質問を考えることが学習となる
4. 知識を作りあげる過程を学生が主体となって経験できる
5. 学習に責任を持たない状況での学習が期待できる

【正答】**5**

【解説】

ジグソー法を実施するうえでは，まず他の学習活動と同様に，その活動にどのような意義があるのかを伝えるようにします．選択肢「1」～「4」はジグソー法の意義となります．グループワークでは，専門家として自分の担当パートを他の学生に説明することで，深い理解が促されます．聞く側の学生も相手が学生であることから，質問がしやすくなることが期待できます．また，まさにジグソーパズルのように，学生相互のやり取りのなかで知識が構成されていく過程を経験できます．

ジグソー法は学生に対して責任ある学習を求める手法です．グループ内で専門家として説明する際には，正確でわかりやすい説明を行わなければならないからです．したがって，選択肢「5」にあるような「学習に責任を持たない状況」でなく，むしろ，メンバーそれぞれが自分の責任を果たさなければならないという状況で学ぶことに特徴があります．

以上より，ジグソー法では学生個人が責任感をもって課題に取り組む必要があるため，選択肢「5」が正答となります．

問題①－3　ジグソー法の実践

ジグソー法の実践について正しくないものをすべて選びましょう．

1. 事前に他のグループ活動を取り入れ，グループ活動に慣れる機会をもつようにする
2. 授業時間の活動だけでなく，授業時間外学習の課題と組み合わせて設計する
3. 知識の獲得を目標とするため，教える技術や方法については学生にゆだねる
4. 適切な理解ができるよう教材などの学習資源を課題に合わせて提供する
5. ジグソー法は学生が教え合う時間だけではなく，振り返りの時間も設定しておく

【正答】3

【解説】

ジグソー法はグループにおける学生の学習に多くの時間を使います．したがって，無計画に実施すると，学生が混乱したり，円滑に進んでいるよ

うに見えても学習にはつながっていなかったりすることが起こり得ます．この設問では実践時の留意点について学びます．

学生にはジグソー法を行う前にグループワークそのものに慣れてもらうことが重要です．ジグソー法は複数のグループワークを含む複雑な活動への参加が要求されます．そのため，短時間のディスカッションを数回実施し，少しずつグループでの学習に慣れてもらいます．また，ジグソー法を導入することで，知識習得の時間が制約を受けることも考えられるため，学生の授業時間外学習についても明確に設計します．複数回にわたってジグソー法を使用する場合は，毎回の個人課題を定めておくとよいでしょう．必要に応じて，学生が自学するための資料も準備します．自学用の資料を提供することで，学生間の学習レベルを揃えることが期待できます．ジグソー法を実践する際は，選択肢「1」「2」「4」を十分検討しておくようにしましょう．

ジグソー法においては，知識の習得が適切に行われているかだけではなく，学生が他の学生に適切に教えられるかにも注目します．学生の多くは，人に教えるという経験が少ないため，教え方の見本を教員が示したり，専門家グループでの活動の一環として，効果的に教える方法について調べさせたりするとよいでしょう．また，ジグソー法では，最後に振り返りを行う機会をつくります．教え合ったことについて，相互にフィードバックする時間も必要となります．

以上より，ジグソー法を実践する場合は，学生の教える技術や方法にも着目する必要があるため，選択肢**「3」**が正答となります．

状況設定　問題②　ロールプレイ

がん看護学の授業で，学生が患者，患者の家族，看護師，医師などの役割に分かれ，がん告知に関わる場面を演じるロールプレイを授業に取り入れたいと考えました．

問題②－1　ロールプレイの留意点

学生が割り当てられた役割を演じるロールプレイを実施するうえで留意すべきこととして正しくないものをすべて選びましょう．

1. 演技の巧拙よりも与えられた役割の感覚や気持ちを考えて演じることのほうが重要であることを学生に伝える

2. それぞれの役割について学生が正確に理解をしているかを事前に確認する時間をとる
3. 役割を演じない観察者には，何に注意しながら観察を行えばよいかの指示を与える
4. ロールプレイの実施では役割を交代させず固定して行う
5. ロールプレイの振り返りは交わされた言葉にのみ注目し，それ以外の動作や表情については扱わない

【正答】**4，5**

【解説】

割り当てられた役を演じる**ロールプレイ**は，職業教育においてよく用いられる手法です．教室で疑似的な経験をし，感じたことや考えたことを振り返ることで，実践で役立つ知見を得ることができます．

ロールプレイの効果を高めるには，選択肢「1」や「2」のように，実施前の説明や方針の共有が重要です．学習目標の確認から始め，シナリオの概要や進め方を共有します．演じることに抵抗がある学生には，ロールプレイは学習のためであり，上手に演技する必要はないこと，演技そのものの失敗は問題ではないことを伝えます．「自分がこの役割だったらどう感じるか」を考えながら演じるよう求めます．

実施の際は，すべての学生が役割を演じられるようにします．ただし，役割が多いとシナリオが複雑になったり，時間が足りなくなったりするかもしれません．選択肢「3」のように，観察者も役割に入れると効果的です．第三者的な視点で状況を見ることで，気づかない点を提供できます．ロールプレイでは時間が許す限り役割を交代するようにし，すべての学生がいくつかの役割を演じられるようにします．

振り返りでは，演じた学生や観察者が気づいたことや考えたことを共有します．言葉だけでなく表情や動作などの**非言語コミュニケーション**にもコメントするよう伝えます．振り返りでは，教員からポイントを示すとよいでしょう．例えば，患者役の表情の変化と看護師役の気持ちの変化などです．

以上より，ロールプレイでは役割を交代させるのが望ましく，振り返りでは言葉以外の非言語コミュニケーションも重要であるため，選択肢**「4」「5」**が正答となります．

問題②－2　効果的な振り返り

ロールプレイ後の振り返りを促すモデルとして，リフレクティブ・サイクルを活用したいと考えています．リフレクティブ・サイクルの各段階とその説明として正しくないものをすべて選びましょう．

1. 「記述・描写」では，経験を客観的に説明する
2. 「感覚」では，経験のなかで自分の感じたネガティブな感情だけを挙げる
3. 「評価」では，よかったこと，うまくいったことを具体的に挙げる
4. 「分析」では，「評価」についてその原因や背景を考察する
5. 「結論」では，経験のなかでどうするのが最善だったのかを考察する
6. 「行動計画」では，これから行うべきことを詳細に定める

【正答】**2，3**

【解説】

学習活動は，振り返りによって質の高い学習となります．どのような学習活動であってもその最後には振り返りの機会をもつようにします．しかし，振り返りは慣れていない学生には難しく，それ自体意識的な実践の機会や教員からの支援を必要とする場合もあります．

振り返りのモデルとしては，ギブスが提唱した**リフレクティブ・サイクル**が参考になります[9)]．このモデルは，経験学習の提唱者であるコルブの経験学習サイクルをより詳細化したものです．特に経験のなかでの感情や感覚に注目している点が特徴です．このサイクルに沿うことで，次の学習につながる振り返りが可能になります（表Ⅲ-7）．

表に示された問いは，それぞれリフレクティブ・サイクルの各段階の説明になっています．注意すべきことは，振り返りは必ずしも失敗したことだけでなく，うまくいったことについても行うべきであること，ネガティブな反省よりも「次をどうするか」という未来を志向して行うべきであるということです．この点で，選択肢「2」のようにネガティブな感情だけでなく，嬉しいや楽しいといったポジティブな感情についても思い出す必要があります．また，感情だけでなく思考や判断についても挙げることが

表Ⅲ-7　リフレクティブ・サイクルと問うべき内容

段階	問うべき内容
記述・描写	「何が起こったのか」
感覚	「そのとき，どう思ったのか」
評価	「何がよくて，何が悪かったのか」
分析	「その原因は何だったのか」
結論	「今回はどうすればよかったのか」
行動計画	「次からはどうするべきか」

文献10）をもとに筆者作成

できるとよいでしょう．また，選択肢「3」では「よかったこと，うまくいったこと」しか言及されていませんが，「うまくいかなかったこと」についてもバランスよく挙げるようにします．

以上より，振り返りではネガティブな感情とポジティブな感情，またうまくいったことやうまくいかなかったことの両方を挙げることが重要であるため，選択肢「2」「3」が正答となります．

問題②-3　ロールプレイの評価

学生のロールプレイが終了したため評価を行うこととしました．ロールプレイによる学習の評価について正しくないものを選びましょう．

1. チェックリストやルーブリックを用いて教員だけでなく学生も評価を行う
2. ロールプレイの様子は録画し，その動画を学生が視聴できるようにする
3. 学生の自己評価，学生相互のピア評価のみで成績評価を行う
4. ロールプレイ後の振り返りの内容についても評価の対象とする
5. ワークシートなど形の残る成果物を取り入れるようにする

【正答】**3**

【解説】

ロールプレイを実施し，振り返りの機会をもった後，その学習に対して評価を行う必要があります．ロールプレイを準備する際には，学習目標と対応する評価方法についても入念に設計しておきます[11)]．

ロールプレイの場合，可視化できる成果物が残らないままに終了してし

まうことがよくあります．そこで，選択肢「5」のように，形の残る成果物を作成する機会を作るようにします．振り返り時のワークシートなどはその一例です．また，学生にロールプレイを経て考えたことを整理してもらうためにレポートを課すこともできるでしょう．その際には，選択肢「2」のようにロールプレイの経験を思い出せるように録画を行い，後で見返せるようにするとよいでしょう．録画をしておくと教員との振り返りにも活用することができます．

評価においては学生自身による自己評価や学生相互のピア評価を取り入れます．その際，選択肢「1」のように，チェックリストやルーブリックで評価の観点や基準を示します．

ただし，自己評価やピア評価は学習上有益ですが，その結果のみを成績評価に反映させることは控えます．成績評価において，学生による評価はあくまで補足的な位置づけにするのが適切です．選択肢「3」のように，学生の自己評価やピア評価のみで成績評価を行うのではなく，ワークシートやレポートなども用い，教員が責任をもって成績評価を行うようにしましょう．その際，選択肢「4」のように，学生の振り返りも含めることで，学生の達成度をより詳細に評価することができます．

以上より，ロールプレイの成績評価を自己評価やピア評価のみで行うことは正しい評価方法ではないため，選択肢**「3」**が正答となります．

学びを深めるコラム②

マイクロ・ティーチングの効果を高める

マイクロ・ティーチングは，授業の一場面を想定して15分程度で行うトレーニングです．授業スキルを向上させるために有効な手法ですが，実際の授業とは異なる点があります．まず，授業実施者も受講者も教員であることが一般的で，受講者は実際の授業における学生よりも授業実施者の意図を理解していることが多いでしょう．また，時間は実際の授業より短く，伝えるべき内容を厳選する必要があります．マイクロ・ティーチングでは，1つのメッセージを丁寧に伝えることが大切です．

脳梗塞にはいくつか種類がありまして，
えっと，心房細動が原因となるタイプは……
声の大きさや抑揚はわかりやすいですね
脳梗塞に関係する解剖を，
学生が理解している前提で大丈夫かな？
心房細動という疾患を，
学生はまだ学習していないのでは……
「えっと」が口癖になっているのは
気になる……

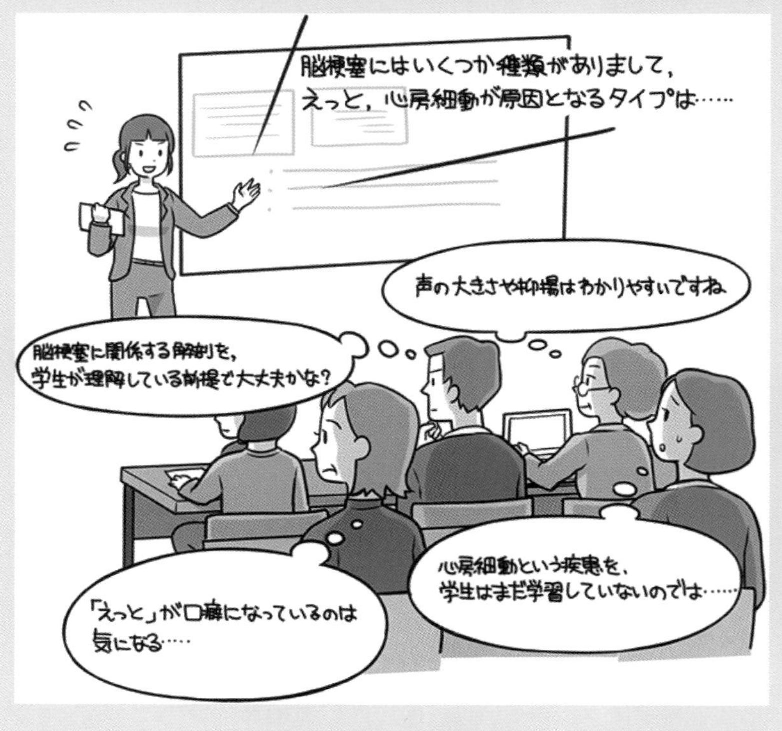

マイクロ・ティーチングを行うには，入念な計画と準備が必要です．短い時間でも分単位の計画を立て，学習目標を設定します．学習目標を設定する際は，対象とする学生像を具体的に考えます．何年生で，どんなレベルで，何に興味があるかなどです．マイクロ・ティーチングの前には，受講者にその授業の目的や学習目標や対象学生やフィードバックしてほしいポイントなどを伝えます．口頭だけではなく，配付資料やチェックリストに書いておくとよいでしょう．受講者は，授業実施者が設定した学生になりきります．マイクロ・ティーチング後には，受講者はフィードバックをします．受講者は授業実施者の設定した目的・目標やフォーカス・ポイントに注目して評価します．自分がどんな学生になりきってみたかも伝えます．教員の言動や課題の指示が学習に効果的だったかなどを評価します．

マイクロ・ティーチングを実験の場と筆者は考えています．普段やっている授業を単に短くしたものではなく，新しい方法や改善の工夫に焦点を当てたものとして行うのです．その意味では，失敗に対してお互いに寛容であることが望ましいです．マイクロ・ティーチングでの新しい試みについては，挑戦を讃えつつ，受講者の視点からアドバイスを行いましょう．

引用・参考文献

1）中井俊樹，小林忠資（編）（2017）：看護教育実践シリーズ 3　授業方法の基礎．医学書院．
2）スローン・R・ワイシェル（2008）：効果的なフィードバック：メッセージを的確に伝える方法．Center for Creative Leadership.
3）中井俊樹，小林忠資（編）（2022）：看護のための教育学（第 2 版）．医学書院．
4）中井俊樹（編）（2015）：アクティブラーニング（シリーズ　大学の教授法 3）．玉川大学出版部．
5）Kruger, J., Danning, D.（1999）：Unskilled and Unaware of It：How Difficulties in Recognizing One's Own Incompetence Lead to Inflated Self-Assessments. Journal of Personality and Social Psychology, 77（6）, 1121-1134.
6）向後礼子，山本智子（2014）：ロールプレイで学ぶ教育相談ワークブック―子どもの育ちを支える．ミネルヴァ書房．
7）エリオット・アロンソン，シェリー・パトノー（昭和女子大学教育研究会訳）（2016）：ジグソー法ってなに？―みんなが協同する授業．丸善プラネット．
8）小林忠資，鈴木玲子（編）（2018）：看護教育実践シリーズ 4　アクティブラーニングの活用．医学書院．
9）Gibbs, G.（1988）：Learning by Doing：A Guide to Teaching and Learning Methods. Further Education Unit.
10）田村由美，中田康夫，藤原由佳他（2002）：リフレクションを行うために必須なスキル開発―オックスフォード・ブルックス大学における教授方法実践例．Quality Nursing，8（5），419-425．
11）エリザベス・バークレイ，クレア・メジャー（東京大学教養教育高度化機構アクティブラーニング部門，吉田塁監訳）（2020）：学習評価ハンドブック―アクティブラーニングを促す 50 の技法．東京大学出版会．

実習に関する教育指導力を向上させる

学習目標

- ☑ **臨地実習においてグループ学習の活用方法が説明できる**
- ☑ **臨地実習中の学生間のディスカッションを活性化させる方法が説明できる**
- ☑ **臨地実習におけるコーチングの活用方法が説明できる**
- ☑ **臨地実習において学生の学びを深めるフィードバックの方法が説明できる**

○キーワード

協同学習，ディスカッション，コーチング，フィードバック

実習科目は，医療機関に入院したり，地域で療養したりしている患者を学生が担当することで，責任感や能動的な学習を身につけることができるアクティブラーニングを中心に展開されます．実習科目は看護師としての実践に直結するので，将来的にわたり自立した看護師を育成することが目標になります．実習は数週間にわたって行われ，教員が学生を直接指導する機会や時間は学内と比べて多くなります．そのため，実習科目は教員の教育指導力が試される授業といえます．

実習科目は実習施設で実施されるので，反転授業や PBL などを取り入れることは難しいかもしれません．しかし，教員はディスカッションやフィードバック，協同学習，コーチングなどを活用して，学生の学習を支援できます．

本章では，実習科目でアクティブラーニングを活用する方法を学びます．実習科目で学生を最大限成長させる方法を身につけましょう．

一般 問題① 実習におけるグループ学習

学生が多職種連携に関する資料を作成するためのグループワークを行っている最中に，教員が介入すべき状況として正しいものをすべて選びましょう．

1. 特定の学生が意見を述べ他の学生が賛同するのみになっている

2. 特定の学生がディスカッションに参加していない
3. 個々の学生が調べたことをグループ全体で共有している
4. リーダーを中心に学生間で活発に意見交換を行いながら課題に取り組んでいる
5. 課題を完成させ時間を持て余している

【正答】**1, 2, 5**

【解説】

グループ学習では，単純な知識の習得にとどまらず，学生同士で協力しながら課題に取り組む姿勢やコミュニケーション能力を養うことが期待できます．臨地実習や医療機関で実際に働く場面を想定して，授業にグループ学習を取り入れている教員は多いでしょう．

グループ学習の効果を高めるためには**協同学習**の知見を参考にすることができます．協同学習とは，小グループで学生同士が協力しながら課題に取り組む学習形態で，単にグループに分かれて課題に取り組むのではなく，グループ内の学生同士が互助的に学習を行う点に特徴があります．協同学習の効果を高める要素には，①肯定的相互依存，②促進的相互交流，③個人の責任，④集団作業スキルの促進，⑤活動の振り返りと改善，の5つがあるとされています（表Ⅲ-8）[1,2]．グループ学習を行う際にはこの5つの要素を参考に進めていき，学習効果が不十分になりそうだと判断した場合は教員が介入するようにします．

選択肢「1」は，特定の学生が意見を述べ，他の学生は賛同するだけに

表Ⅲ-8 グループ学習の効果を高める5つの要素

要素	内容
①肯定的相互依存	1人ひとりが自分の役割を果たし，お互いを助け合うように関わりながら課題に取り組む状態
②促進的相互交流	1人ひとりが積極的にグループメンバーと関わることで，教え合いや学び合いといったコミュニケーションがとられている状況
③個人の責任	自分自身が学習を進め，さらにグループあるいはメンバーの学習促進にも貢献する姿勢
④集団作業スキルの促進	リーダーシップやメンバーシップ，コミュニケーションスキルといった集団活動に必要なスキルが活用されている状況
⑤活動の振り返りと改善	個人単位あるいはグループ単位で学習内容や改善点などを振り返る機会

文献1）をもとに筆者作成

なっているので，**肯定的相互依存**が不十分な状況であるといえます．このような状況では，積極的に意見を述べている学生にとっては効果的な学びになるでしょうが，課題への負担を強く感じるかもしれません．一方で，賛同するだけの他の学生にとっては，負担感は少ないですが，課題に積極的に関与しないことから効果的な学びにはつながらないでしょう．このような場合，「〇〇さんがひとりでがんばっているように見えますが，他の学生からの意見はないですか」「□□さんの意見に賛同した理由はなんですか」と，他の学生を巻き込むように教員が介入するとよいでしょう．

選択肢「2」は，**肯定的相互依存**や**促進的相互交流**が不十分な状況であるといえます．ディスカッションに参加しない学生は**フリーライダー**と呼ばれます．フリーライダーが存在することで，グループ内の人間関係が悪化したり，他の学生から授業に対する不満が出てきたりする可能性があります．フリーライダーを生じさせないためには，グループワークの開始前であれば，各学生の役割を明確にします．今回のようなディスカッションの最中であれば，教員がフリーライダーの学生が意見を述べるように促したり，ディスカッション後に個別に指導したりするとよいでしょう．

選択肢「3」のように，個々の学生が調べたことをグループ全体で共有していれば，**個人の責任**を果たしているといえます．学生が相互に学習の促進に貢献しているため，効果的な協同学習が行えていると考えられます．多職種連携に関する資料を作成する場合，個々の学生に事前課題として医師や薬剤師，管理栄養士，理学療法士といった専門職の役割を調べる課題を与えることで，グループ学習でのディスカッションをより活性化することができるでしょう．また，課題を提示する際には，学生個人の責任を果たすことの必要性を十分強調します．

選択肢「4」は，リーダーの学生が中心となってグループワークが進められている状況です．リーダーシップが発揮されており，一方で，活発に意見交換が行われていることからメンバーシップも発揮されているように見えます．この状況は，**集団作業スキル**の促進がなされている状況であるといえます．このような場合，教員は介入せずに学生間のディスカッションの様子を静観するとよいでしょう．

選択肢「5」のように，課題を効率よく進めた結果，時間を持て余すグループが出てくることがあります．このようなグループには，教員が振り返りを促すことで，グループ学習の効果を高めることができます．個々の学生には「自分の意見はグループ学習にどう役立ったのか」「自分は他の学生から何を学んだのか」「自分の今後の課題は何なのか」などを，グループには「誰の意見が参考になったのか」「自分たちの今後の課題は何なのか」などを振り返るように促すとよいでしょう．

以上より，グループ学習で特定の学生が意見を述べている，特定の学生がディスカッションに参加していない，時間を持て余している状況は，教員が介入すべき状況であるといえるため，選択肢「1」「2」「5」が正答となります．

一般 問題② ディスカッションの展開方法

実習で行われるカンファレンスでのディスカッションにおいて，探究型のディスカッションを行っている場面として正しいものはどれか1つ選びましょう．

1. 看護問題の優先順位をつけた根拠を確認するため，ディスカッションの途中に「なぜそのような優先順位になったのですか」「転倒転落リスクをその順位にした理由は何ですか」と教員が学生に質問する
2. 学生が担当している患者の事例を学生間で共有し，教科書や参考書を用いて患者に合った看護問題や看護援助についてディスカッションを行う
3. 手術後にせん妄を引き起こしている患者の身体拘束の是非についてディスカッションを行う
4. 実習終了後に，学生が患者に貢献できたことや今後の課題などについて発表を行い，学生間で課題をどのように解決していくかについてディスカッションを行う

【正答】**2**

【解説】

臨床現場では患者の治療方針や看護方針に関するカンファレンスなど，ディスカッションを行う機会が多くあります．そのため，授業にディスカッションを取り入れている教員は多いでしょう．ディスカッションは自分の意見と他者の意見をすり合わせながら最適解を導く作業であり，知識の理解を深めることや思考力の向上，議論する力を養うことが期待できま

表Ⅲ-9 ディスカッションの展開方法

①誘導型	テーマに対して学生の意見や質問を活用しながら教員が議論を導く方法
②探究型	テーマに対して学生が教科書や文献を調べることで情報収集を行い，得られた情報を分析しながら議論を行う方法
③ディベート型	意見が２つに分かれるテーマを準備し，学生が２つの立場に分かれて議論を戦わせる方法
④振り返り型	学習内容や学習プロセスに関する議論を通じて学生が新たな洞察を得る方法

文献 1）をもとに筆者作成

す．一方で，意見を言わない学生がいたり，結論が出ずに雑談で終わったりすることもあるため注意が必要です．

ディスカッションには展開方法の違いにより，**誘導型**，**探究型**，**ディベート型**，**振り返り型**の４つがあります（**表Ⅲ-9**）[1]．学生に学ばせたいテーマに合わせて展開方法を使い分けるとよいでしょう．

選択肢「1」は，学生が立案した看護問題の優先順位に対して教員が質問をしている場面です．教員が学生に再考を促す質問を行うことで，論理的な思考力や批判的な思考力を養うことが期待できます．この設問の場面では，学生が考えた看護問題の優先順位が適切かどうかを議論しているのではなく，学生が優先順位を考えた根拠を述べるように教員が誘導しています．教員が優先順位をつけた根拠について学生に問い続けることで，学生の考えを引き出すことができます．このようなディスカッションの展開方法は**誘導型**と呼ばれます．誘導型のディスカッションを行う場合は，教員はさまざまな意見の表出を重要視するのか，意見が１つに集約されることを重要視するのかを明確にしておくようにします．

選択肢「2」は，学生が担当している患者の看護問題や看護援助についてディスカッションを行っている場面です．患者の事例を学生間で共有し，患者の個別性に合った看護問題や看護援助を検討しているため，**探究型**のディスカッションと言えます．このディスカッションの場面では，患者に関する情報の収集や分析，看護問題の立案や看護援助について話し合われていることから，学生の問題解決能力を養うことが期待できます．

選択肢「3」は，意見の分かれるテーマを取り扱っています．臨床現場では，手術後にせん妄を引き起こした患者に身体拘束が行われることがあります．身体拘束は患者や家族の立場で考えると人権を軽視した対応とされていますが，医療従事者の立場で考えると患者の安全や治療を行ううえでやむを得ない場合もあります．患者の身体拘束の是非については，判断が難しいため臨床現場でもカンファレンスの機会を設けて議論されています．こうした意見の分かれるテーマを取り扱うディスカッションは**ディベート型**と呼ばれており，学生が多角的に問題を考える能力を養うことができます．また，ディスカッションの最後に個々の学生が意見を述べる機会を設けることで，学生の学びが深まるように促すこともできます．

選択肢「4」は，学生の学びや課題を共有し，どのように解決していくかについてディスカッションを行っているため，**振り返り型**のディスカッションであるといえます．教員は，個々の学生が学びや課題を発表した後に，学生間で共通する課題は何か，また，どうすれば解決できるかをディスカッションするように促すと振り返りをより深めることができます．

以上より，学生が担当している患者の看護問題や看護援助についてディスカッションを行っている場面が探究型のディスカッションであるため，選択肢**「2」**が正答となります．

一般 問題③ コーチングを用いた実習指導

コーチングを用いた実習指導として正しいものをすべて選びましょう．

1. 指導を行う際には学生の話を傾聴する
2. 指導の際にはアサーションを心掛ける
3. 日ごろから学生とのラポール形成を意識する
4. GROW モデルを用いて支援する
5. 失敗した学生に対してはリフレーミングを活用する

【正答】**1，2，3，4，5**

【解説】

コーチングは，学生の自己実現や学習目標の達成を目指すコミュニケーションのスキルであり，学習者の興味や自発性を重要視しています[3,4]．コーチングには，学生との関係性のつくり方や非言語コミュニケーションの方法，学生との話し方や質問の仕方などのスキルが必要です．第Ⅱ部でも説明した通り，コーチングは学習者の自発的な気づきをもとに学習を促す方法であるため，個別指導が中心となる実習科目との親和性は高く非常に有効です．

選択肢「1」の**傾聴**は，看護ではよく用いられるスキルです．主に患者を対象として行われますが，学生に対する指導で用いることもできます．学生に指導を行う際には，学生が「なぜそのようなことを行ったのか」「なぜそのように考えたのか」と問いかけて，傾聴します．傾聴を行う際は，学生の話を遮らず最後まで聞き，うなずき，あいづちをうち，学生の話を積極的に聞く姿勢をとります．学生への指導は，学生の状況や思考が明確になってから行うようにします．

選択肢「2」の**アサーション**とは，相手の意見を尊重しつつ教員の意見を伝えることです．例えば，体調の悪い患者のところへ頻回に訪室する学生がいるとします．学生が患者の訪室を控えるようにするために，「担当患者を積極的に訪室することはとても大切なことですが，体調が悪いようなので患者が休息する時間も確保して訪室するようにしてはどうですか」と伝えるとよいでしょう．教員が一方的に指導したいことを伝えてしまうことで，学生の動機づけを下げてしまい，時として，その後の実習が円滑に行えなくなることも考えられます．そのため，指導の際にはアサーションを心掛けながら学生と関わるようにするとよいでしょう．

アサーションを行う際には**DESC法**を活用することができます．DESC法とは，**描写する(Describe)**，**表現する(Express)**，**提案する(Specify)**，**結果を伝える(Consequence)**の順に会話を続けていく方法です．DESC法を用いることで，学生の理解を得ながら教員の意見を伝えることができます(表Ⅲ-10)．また，学生に改善点を明確に伝えなければならない場合は，「よければ～」「思い違いであれば申し訳ないのだけれど」などクッション言葉も併用します．学生が指導を受け入れやすくなり，指導を行う学生との関係性が悪化することを避けることも期待できます．

選択肢「3」の**ラポール形成**とは，相手と信頼関係を築くことを指しま

表Ⅲ-10 DESC法を用いた会話の例

教員「(看護問題の立案が遅れている学生に対して)看護問題の立案を今日までとしていたけど，まだ立案できていないようですね(Describe)」
学生「はい，いろいろと悩んでしまって，できませんでした」
教員「実習のスケジュールを考慮すると，今日までに看護問題を立案しないと担当患者に迷惑をかけることになりますよ(Express)」
学生「はい，すみません」
教員「今から30分くらいなら看護問題を一緒に考えることもできます(Specify)．一緒に考えると悩みも解決でき，看護問題も立案することができると思いますがどうしますか(Consequence)」
学生「自分だけでは難しいので，一緒に考えてほしいです」

表Ⅲ-11 GROWモデルを用いた会話の例

目標の設定(Goal)	学生「担当患者のインスリンの自己注射が明日から開始になります」 教員「そうですか．では，学生としてどのような目標を設定しますか」 学生「担当患者がインスリンの自己注射を正確にできるように，適切な指導を行うことを目標にします」
現状の確認(Reality)	教員「では，患者への指導は行えそうですか」 学生「事前学習では調べていますが，手順などはあいまいな部分があります」 教員「事前学習では調べているのですね．インスリンの自己注射を行う人は自己血糖測定も必要になりますが，それは指導できそうですか」 学生「学内の演習で行ったので大丈夫ですが，もう一度確認をしておく必要があります」
選択肢の列挙(Option)	教員「わかりました．インスリンの自己注射や自己血糖測定は授業でも取り扱っているので，授業資料が手元にあるかと思います．また，図書館には指導に関する専門書やDVDもありますがどうしますか」 学生「はい．DVDなら自分にもわかりやすいかもしれません」
行動への意思確認(Will)	教員「DVDは細かな手技を確認することができるので，一度視聴しておくとよいですね．今日の実習が終わったあとはどうしますか．」 学生「実習が終わったあとは，一度学校の図書館に行って調べようと思います．明日の実習には指導案を考えてきますので，またアドバイスをいただきたいです」

す．学生とのラポール形成が不十分であると学生は教員に話しかけにくくなり，教員もまた指導が学生に伝わりにくくなります．ラポール形成にはまず学生の話を聞くことが重要であり，ここでも傾聴は役に立ちます．また，学生の話し方に合わせる**ペーシング**や，学生の姿勢や表情などに合わせて振る舞う**ミラーリング**，学生の成長や変化などを言葉にして伝える**承認**などの活用も効果的です．

選択肢「4」の**GROWモデル**とは，コーチングのモデルの1つです（Ⅱ部p44参照）．教員が学生に対して質問を行うことで，学生自身が目標や目標達成に向けた行動を考えるように促すことができます（**表Ⅲ-11**）．

選択肢「5」の**リフレーミング**とは，枠組みをつくり直すという意味で，学生に新たなもの見方を示します．例えば，学生から「訪室したときに患者さんの体調が悪そうだったので，どう話しかけたらいいかわからず無言になってしまいました」と教員に報告があったとします．学生は無言になったことを失敗ととらえてしまっていますが，「無言になったのは体調が悪い患者さんの気持ちに寄り添うことができていたからですね」「患者さんは学生が一緒にいてくれただけで十分だったかもしれませんね」と教員が状況を別の視点からとらえ直すようにします．リフレーミングを適切に用いることで，失敗した学生が前向きな気持ちに切り替えられるように導くことができます．

以上より，学生を指導する際にはコーチングのスキルとして，傾聴，アサーション，ラポール形成，GROW モデル，リフレーミングを活用することができるため，選択肢「1」「2」「3」「4」「5」のすべてが正答となります．

一般 問題④ 実習記録へのフィードバック

実習記録へのフィードバックとして正しくないものをすべて選びましょう．

1. 実習記録には○や×，GOOD や BAD と記載することで学生の学習を促すことができる
2. フィードバックには，正誤の確認，説明，ヒントといった３つの段階がある
3. フィードバックは学習目標に関係するものでなければならない
4. 実習記録へのフィードバックでは相対評価を用いる
5. フィードバックを行うタイミングは実習記録の内容を確認してから検討する

【正答】**1，3，4**

【解説】

実習科目では，学生は実習記録を作成し教員はそれらに対して**フィードバック**を行います．教員にとって学生１人ひとりの実習記録を細かく確認しフィードバックを行うことは時間と労力を多く要しますが，効率よく行えば実習での学びをより効果的なものにすることができます（表Ⅲ-12）．

選択肢「1」は，フィードバックの形態に関する問題です．フィードバックには**文章，記号，口頭，実物，実演**の５つがあります（表Ⅲ-13）[5]．実習記録に○や×，GOOD や BAD と記載する方法は，記号によるフィードバックであり，他には「よくできました」や「もう少し頑張りましょう」といったハンコを押す方法もあります．記号のみでフィードバックを行う場合は，多くの学生に効率よく伝えることができます．しかし，学生からすると該当箇所の良し悪しはわかりますが，何がよくて何が悪かったの

表Ⅲ-12 フィードバックの効果

① 「よい成果とは何か」が明確になる
② 学習に対する学生の自己評価能力の向上を促す
③ 学生に学習に関する質の高い情報を与える
④ 学習に関する教員と学生の対話を促す
⑤ 学生の意欲や自己肯定感を高める
⑥ 現状と望ましい成果の差を埋めるための機会を作る

文献5)をもとに筆者作成

表Ⅲ-13 実習記録へのフィードバックの例

形態	具体例
文章	実習記録を読んで「○○についてよく書けています．□□も重要なので，一度教科書を確認しておきましょう」と記載する
記号	実習記録に「◎，○，×」，「GOOD，BAD」，「✓」などを記載する 「よくできました」「もう少し頑張りましょう」のハンコを押す
口頭	実習記録を読んで，学生に「もう少しここの部分を詳しく記載するようにしましょう」「この部分はよく調べて記載できていますね」と口頭で伝える
実物	教員が実習記録に「患者は術後１日目であり，出血や呼吸器合併症，深部静脈血栓症やせん妄などを起こすリスクがある．出血に関してはドレーンの排液やバイタルサインの経過を確認していく必要がある．呼吸器合併症として無気肺が考えられるため，呼吸音の左右差や強弱に注意しながら肺の聴診を行っていく．術後イレウスのリスクもあるため，他の合併症と合わせて予防するために早期離床を促していく必要がある」と模範的な記録を記載する
実演	学生が担当患者に洗髪を行った際に，患者への声掛け，手の当て方，寝衣の整え方などを教員が実演する

文献5)をもとに筆者作成

か，どうすればよくなるのかがわからないため，学生の学習を促すことには向いていません．

実習記録では，特に×やBADの箇所には，コメントをつけるなどしてどのように修正すべきかを明示するようにします．フィードバックの形態には，他に口頭によるフィードバックもあります．また，教員が実習記録に模範的な記録を記載する方法もあります．さらに，学生が行った看護技術に対して教員による実演を示しながらのフィードバックも行うことができます．

選択肢「2」のように，フィードバックには**正誤の確認・説明・ヒント**の３つの段階があります．まず，正誤の確認では，実習記録の記載内容の正誤を学生に伝えます．次の説明では，正しい部分がなぜ正しいのか，また，間違っている部分がなぜ間違っているのかを学生に伝えます．最後は，ヒントを提示します．そこでは教員は学生に正解を伝えるのではなく，学生自身が学習する方向に導くための情報を与えます．ヒントは「教科書の○ページを確認して見てください」「電子カルテの○日の記録に記載されています」というように具体的に与えます．また，学生に間違っている理由を考えさせたい，あるいは何を学習すれば正しい答えに近づくかを考えさせたい場合は，説明やヒントの段階で考える時間を学生に与えます．

選択肢「3」は，フィードバックの対象に関するものです．フィードバックは学習目標の到達度以外にも，学習プロセスや自己制御，学習者の特性に焦点を当てて行うことも効果的です．学習プロセスへのフィードバックでは，教員は「実習前の事前学習がよくできています」「指導者のアドバイスを活かした行動がとれていますね」と学生に伝えます．自己制御へのフィードバックでは，「自分の課題を解決するための行動がとれていますね」「学習目標に対してどのような学習を行えばよいか理解できています」と学生に伝えます．このようなフィードバックを行うことによって，学生が自分自身の思考や行動を客観的に把握するメタ認知の能力を養うことができます．学習者の特性に焦点を当てる場合は，「毎日遅刻せずに実習に来ることができていますね」「実習記録の文字がきれいで読みやすいですね」と伝えることで，学生とのラポール形成や学習意欲向上が期待できます．

選択肢「4」の**相対評価**は，個人の能力や成績を他の学生と比較し，その相対的な位置によって評価する方法です．学生全体の10%を秀，20%を優，30%を良，30%を可，10%を不可というように成績分布を決める方法は，相対評価の一例です．実習科目では，学生は基本的に1名の患者を担当し学習を進めていきます．また，担当患者の病態や治療，患者背景などは多様であり，入退院のタイミングにより実習のスケジュールが他の学生と同じにならない場合もあります．そのため，学生へのフィードバックとして「他の学生より実習記録が不十分です」といった相対評価を用いることは適切ではありません．個々の学生へフィードバックする際には，学習目標に対する到達度を基準にして評価を行う**絶対評価**，また個人の過去の能力や成績を基準に評価を行う**個人内評価**を用います．

選択肢「5」は，フィードバックを行うタイミングに関するものです．フィードバックは行うタイミングの違いにより，**即時フィードバック**と遅延フィードバックに分類されます．即時フィードバックは学生が課題を行った直後に行うもので，課題の正誤に関する情報などを与えるときに使います．一方で，遅延フィードバックは学生が課題を行った後，意図的に時間を遅らせてから行うもので，学生に考える時間を与えたいときに使います．

1日分の実習目標や行動計画，実施予定の看護援助などを記載する実習記録が不十分なまま臨地実習を開始してしまうと，実習が効果的なものにならないどころか，担当患者に不利益が生じてしまうかもしれません．そのため，実習記録の確認後は，即時フィードバックを行います．一方，担当患者の病態やアセスメント，看護問題や看護計画を記載する実習記録は，学生がさまざまな情報を用いて考える時間も必要です．そのため，少し不十分な内容であったとしても遅延フィードバックを行ってもよいでしょう．遅延フィードバックを行う場合は，最終的に実習記録の内容が十分であるかを確認することも重要となります．

以上より，記号を用いたフィードバックで学生の学習を促すことは困難です．学習目標以外へのフィードバックも学生へのさまざまな効果が期待できます．また，実習記録への評価として相対評価を用いることは適切とはいえないため，選択肢「1」「3」「4」が正答となります．

状況設定 問題① 実習科目における教育指導法

成人看護学実習（慢性期）では，学生は主に筋萎縮性側索硬化症（ALS）の患者を担当します．1グループ12人で構成し，その学生が2つの病棟に分かれて実習を行っています．臨地実習中は毎日，学生と教員とでカンファレンスを行います．実習期間の中盤には学生が立案した看護問題とそれに対する看護計画を発表する機会を設け，臨地での最終日には学生が行った看護について振り返ることを目的としたカンファレンスを実施します．両方とも，実習施設の実習指導者数人が参加し，個々の学生の発表に対してアドバイスを行う機会を設けています．

問題①－1 カンファレンスの運営

ALS患者が人工呼吸器を装着するかどうかを決断することの困難さについて考えるために，学生と教員とでカンファレンスを設けることにしました．カンファレンスでの学びをより深めるための方法として正しくないものはどれか1つ選びましょう.

1. カンファレンスまでにALSに関する事前学習を学生に課す
2. カンファレンスはお互いの顔が見やすい机の配置で行う
3. テーマを「自分がALSになったら人工呼吸器を装着しますか」にする
4. カンファレンスの最初に実習指導者の意見を聞く

【正答】4

【解説】

臨地実習では学生の学びの共有や問題を解決するため，カンファレンスが多く設けられます．カンファレンスの際に，テーマをその場で示された場合，学生はテーマを十分に理解できていないため，発言ができなくなったり，浅い発言しかできなくなったりすることがあります．

そのため，選択肢「1」のように，テーマに関する事前学習を学生に課すことにより，前提となる知識を全員に学習してもらうことができます．また，選択肢「2」のように，机の配置をお互いの顔が見えるように配置することで，意見が聞きやすく発表も行いやすくなるため，カンファレンスを活性化することができます．

選択肢「3」のように，「自分がALSになったら人工呼吸器を装着しますか」といった賛否の分かれるディベート型のテーマにすると，学生は自分の意見と理由を学生間で共有できます．また，カンファレンスには実習施設の師長や実習指導者が同席する場合もあるため，経験が豊富な看護師からの意見は，学生が学びをより深めるための貴重な教材となります．

しかし，選択肢「4」のように，カンファレンスの最初に実習指導者の意見を聞いてしまうと，学生が自分の意見を言いにくくなるかもしれません．そのため，学生主導でカンファレンスを進めてから，実習指導者や教員からの意見を聞くほうがよいでしょう．

以上より，カンファレンスの最初に実習指導者の意見を聞くことで，後に続く学生が意見を言いにくくなることが考えられるため，選択肢「4」が正答となります．

問題①－2 学生個人の学習を促す教育指導法

グループのなかで１人だけ実習記録のアセスメントや看護計画の立案が遅れている学生がいました．この学生への対応として正しくないものはどれか１つ選びましょう．

1. 当該学生が担当している患者について学生間でカンファレンスを行う
2. 当該学生の実習記録の遅れている箇所に×を書いて返却する
3. 実習記録の遅れている箇所を当該学生と一緒に確認する
4. 実習記録が順調に進んでいる学生の担当患者についてカンファレンスを行う

【正答】2

【解説】

実習科目では，患者の入退院により予定していたスケジュール通りに実習が進んでいなかったり，患者の病態が複雑で難しかったりすることがあります．これらの状況は，実習記録の作成にも影響します．教員が学生の学習が遅れていると判断した場合は，介入する必要があります．実習科目はグループ単位で行うことが多いため，グループ学習を活用すると効果的です．

選択肢「1」のように，カンファレンスで学生の担当患者をテーマにする方法があります．カンファレンスは，学生同士で学びを共有したり，実習指導者や教員からアドバイスをもらったり，悩みや迷いを解決したりする場です[6)]．カンファレンスで担当患者をテーマにすると，学生は他の人から意見を聞くことができ，学習の遅れを解消できるかもしれません．他の学生も，互いに教え合うことで能動的に学ぶことができ，知識や主体性が身につきます．

選択肢「2」のように，実習記録に記号の×を記載して学生に返却する方法では，学生の問題を解決できません．学生の遅れの理由を聞いて，必要なサポートを考えるべきです．

選択肢「3」は，教員が学生と一緒に学習の停滞箇所を確認する方法です．実習記録が遅れる理由は学生によってさまざまであり，実習期間も限られているため，教員が直接指導し導くことも必要です．

選択肢「4」のように，グループ学習の強みを活かし，実習記録が順調に書けている学生の担当患者についてカンファレンスを行うこともできます．遅れている学生は，自分とその学生のアセスメントは何が違うのか，どういった情報が自分には足りていないのか，などに気づくことができます．この際，順調に進んでいる学生のカンファレンスを行う意図をあらかじめその学生に伝えておくようにします．

以上より，実習記録のアセスメントや看護計画の立案が遅れている学生への対応として，実習記録に×と記載して返却しても学生の学習を促すことは難しいため，選択肢「2」が正答となります．

問題①－3　ディスカッションの活性化

臨地実習の最後に行われるカンファレンスで学生間のディスカッションを活性化させたいと考えました．カンファレンスでは学生が１人ずつ担当患者の病態や治療，看護問題や看護計画について発表を行い，その後，発表者に対して他の学生が質問するディスカッションの時間を設けています．以下の選択肢のなかで，学生間のディスカッションを活性化させる方法として正しいものを１つ選びましょう．

1. ディスカッション中，教員は関与しないようにする
2. カンファレンスに用いる資料として実習記録の要約を課し事前に共有しておく
3. カンファレンスの後に，自らの看護実践を振り返るレポートを課す
4. 実習指導者や教員は，学生の不十分な部分を指摘する

【正答】**2**

【解説】

臨地実習後に担当患者に関するカンファレンスを実習科目のまとめとして取り入れている教育機関は多いでしょう．学生は実習記録やカンファレンスを通じて，理論を活用することの難しさや口頭で表現することの難しさを経験し，アセスメントや看護問題の振り返り，自己の課題の明確化を行うことができます[7)]．また，カンファレンスは，個々の学生が担当した患者の看護について発表を行うことから，自分の担当以外の患者のことを学ぶ効果的な学習方法であるといえます．一方，形式的なカンファレンスになってしまうこともよくあるため，学生間のディスカッションを活性化

させる工夫が必要です．

選択肢「1」についてですが，カンファレンスではディスカッションが円滑に行われるように支援する役割が教員には求められます．基本的に，ディスカッションは学生主体で進めるとよいのですが，教員の関与が必要な状況もあります．例えば，間違った内容でディスカッションが進められている場合やまったく意見が出ない場合です．また，特定の学生が積極的に質問しており，他の学生は傍観者となっている状況も改善が必要です．必要であれば，ディスカッション中でも教員が参加し，状況を改善するための発言を行うようにしましょう．

選択肢「2」のカンファレンスに用いる資料ですが，実習記録をそのまま資料とする方法もありますが，資料の量が膨大になる可能性もあるため，時間の限られているカンファレンスではあまり適切とはいえません．そのため，カンファレンスには実習記録を要約したものを資料にするとよいでしょう．要約した資料は学生の発表原稿として役立ちますが，学生の記憶の保持や振り返りを促すこともできます[8)]．資料は，発表時間をふまえてあまり多くならないようにしましょう．また，資料は，カンファレンスまでに学生や参加する指導者，教員とで共有しておくことで，ディスカッションを活性化させることが期待できます．指導者や教員は，学生が担当している患者を全員把握していますが，学生は担当患者以外の状況をあまり把握できていません．そのため，可能な限り事前に情報を共有し，疑問や質問を考える時間を設けるようにしましょう．

選択肢「3」についてですが，学習者が外部にある情報を取り入れることを**内化**といい，授業や発表を聞く，動画を見る，教科書を読むといった行動が該当します．一方，学習者の思考を観察可能な形で外部に表現することを**外化**といいます．書く，発表する，話すなどの行動が該当し，カンファレンス後のレポート課題は外化になります[1)]．内化と外化を往還すること，つまり内化を行った後に外化を行い，さらに内化を行うことで学習効果が高まるといわれています[9,10)]．例えば，内化として各学生が担当している患者の看護問題や看護計画の発表を聞く機会を設けます．その後，外化として学生が担当している患者の実習記録の修正を課したり，カンファレンスで学生の考えを述べるように促したりします．そして，再度内化を促すために，実習指導者や教員が学生にアドバイスを行います．カンファレンス後のレポート課題は，ディスカッションを活性化させることはできませんが，学生が実習で学んだことをより深化させることが期待できます．

選択肢「4」についてですが，カンファレンスでは，実習指導者や教員が最後に意見を述べることで，学生の自由なディスカッションの機会を維持しながらも，良かった点や改善点，修正が必要な点についても指摘することができます．特に，臨地実習の最後のカンファレンスは実習科目のまとめとなるため，発表に対する講評の他，ディプロマ・ポリシーや実習科目の学習目標との関連性，看護師としての将来像について話すことで，実習科目の意義を改めて考えるように学生に促すこともできます．カンファレンスでは学生全体に対して不十分な部分を指摘することも重要ですが，ポジティブフィードバックやねぎらいの言葉を掛け，今後に続く学習への意欲が低下しないような関わりも大切です．

以上より，カンファレンスに用いる資料として実習記録の要約を課し事前に共有しておくことで，学生間のディスカッションの活性化が期待できるため，選択肢「2」が正答となります．

状況設定 問題② 実習科目における個別指導

成人看護学実習（周手術期）では，手術を受ける患者を学生が担当します．実習期間中には，手術室や集中治療室，外来の見学を予定しています．臨地実習の開始前には手術を受ける患者の看護に関する事前学習が学生に課されています．

問題②－1 個別指導を行う前の確認

臨地実習が始まり，学生Ａさんは手術後の患者を担当しています．学生Ａさんから「手術後の観察をどのようにすればいいわからない」という訴えがありました．教員の対応として正しくないものはどれか1つ選びましょう．

1. 教員あるいは看護師が患者の観察を行っている場面を見学させる
2. 学生の事前学習を確認する
3. 学生同士で患者役と看護師役に分かれて観察内容の確認を行うように促す
4. 学生に教科書で「手術後の観察」の項目を再度読むように促す
5. 手術後の観察においてわかっていることは何かを学生に問う

【正答】**4**

【解説】

手術後の患者に対しては，バイタルサイン測定や聴診，触診，創部の状態やドレーンの排液など多くの観察が必要になるため，学生はどのように対応すればよいのかわからなくなることがあります[11]．学生がわからないと訴える背景には，基本的な知識や技術が不足している場合もあれば，緊張や不安が原因となっている場合もあるでしょう．

選択肢「1」のように，教員や看護師が手本を見せる方法は，**認知的徒弟制**と呼ばれる習熟プロセスのなかのモデリングに相当します[4]．認知的徒弟制において，習熟化は以下のように進みます．まず，学生に熟練者の行動を観察させます(**モデリング**)．次は学生が看護を実施しているときに教員が指導・助言を行います(**コーチング**)．学生がある程度自立してきたら，必要な場合のみ教員が支援を行うようにします(**スキャフォールディング**)．学生が1人で実施できそうであれば，教員は徐々に支援を減らしていきます(**フェーディング**)．習熟化の初期段階では，モデリングを行うとよいでしょう．

選択肢「2」のように学生からこの事例のような訴えがあったときは，事前学習から準備状況を確認することで，術後の患者を観察するための知識をもっているかどうかを教員が把握することができます．

選択肢「3」の学生同士で観察の確認を行う方法は**ロールプレイ**と呼ばれ，看護分野ではよく用いられる教育指導法です[12〜14]．看護師役の学生は患者を観察し，手技，声掛けを体験することができ，患者役の学生は患者の立場で看護師役の対応を体験することができます．臨地実習では，実際に患者を訪室する前に行うとよいでしょう．

選択肢「4」のように，「わからない」と訴えてきた学生に対し，わからない原因を確認もせず，教科書の該当項目を再度読むように促す方法は効果的とはいえません．このような場合は，具体的な指示やアドバイスが必要となるため，選択肢「2」や「5」のように学生がわかっていることを明確にします．どの知識が十分であるかを判断できれば，不十分な知識を教科書や参考書で確認するように促します．どの技術が十分であるかを判断できれば，不十分な技術を教員が教えたり学生同士で練習させたりします．もし，緊張や不安で本来の力を発揮できていないようであれば，緊張や不安を緩和するために，患者の観察に教員が同行することもできます．

選択肢「5」のように，何がわからないのかを学生から聞き出すように関わることで，「学生は術後の観察の何がわからないか」を明確にすることができます．個別指導を行う際は，学生の訴えを明確にしてから行うようにしましょう．

以上より，この学生への対応として，A さんの訴えの原因を確認せずに再度教科書を読むように指導することは正しい対応とはいえないため，選択肢「**4**」が正答となります．

問題②－2　学生へのフィードバック

学生 A さんは担当患者の手術後の観察を行いその結果を教員に報告しにきました．A さんからは「バイタルサインは問題なく，患者さんは落ち着いていました」という報告がありましたが，手術後の患者の状態がわからないため報告内容としては不十分であると考えました．このときの教員の対応として正しいものはどれか 1 つ選びましょう．

1. 報告内容や根拠が不明瞭であるため，次の観察時は詳細に報告するように伝える
2. 担当の看護師にも報告するように指示する
3. 看護師として働きたいという意思があるかを確認する
4. GAS 法を用いて学生の思考を整理する

【正答】**4**

【解説】

担当患者の観察を行った後，学生は教員あるいは看護師にその結果を報告します．しかし，その報告内容が十分ではない学生は少なくありません．報告が不十分な理由として，緊張や知識不足が挙げられます[15)]．このような場面に遭遇したときは，学生の思考を整理するように関わるとよいでしょう．その際に活用できる方法が **GAS 法**です．GAS 法とは，情報収集（Gather），分析（Analyze），まとめ（Summarize）の 3 段階で学生の思考を整理する方法で，初学者に対する経験の振り返りの手法として用いられます[4)]．まず，学生に「患者に対して何を実施しましたか」「患者の何を観察しましたか」と問いかけを行い，学生がどのような情報を持っているかを確認します．情報が不足しているようであれば，次の分析は行わず，情報不足を補う必要があります．分析の段階では，教員は学生が「ど

表Ⅲ-14 GAS法を用いた発問の例

段階	目的	発問の例
①情報収集 (Gather)	学生の行動や思考を明確にする	「何を観察しましたか」 「観察した結果はどうでしたか」 「何のために観察を行っていますか」
②分析 (Analyze)	学生が行動や思考過程について振り返るように支援する	「観察した結果，何がわかりましたか」 「問題はないと考えた理由を説明してください」 「患者が落ち着いていると考えた理由を説明してください」
③まとめ (Summarize)	学生が学んだことや気づきを共有し今後の課題を明確にする	「何ができていて何ができていませんでしたか」 「自分の課題は何だと思いますか」 「次はどうすればよいですか」

文献4)をもとに筆者作成

のように考えたのか」「どのように判断したのか」「どうすればよかったのか」を分析するように指導します．まとめの段階では，今回の観察と報告で不十分だった項目を整理し，次回にどうすればよいかを確認するように促します（表Ⅲ-14）．

もし，緊張により報告が十分できない学生が多いようであれば，臨地実習前に看護師への報告場面のシミュレーションを取り入れることで，報告内容の重要点を理解させたり，不安を軽減したりすることができます[16]．

選択肢「1」ですが，学生の不十分な報告に対し，十分な指導を行わず次の機会だけを与えることで，学生は同じことを繰り返す可能性があります．学生の報告が不十分だと考えたのであれば，そのタイミングで指導を行います．

選択肢「2」も同様に，学生は不十分な内容のまま看護師に報告してしまう可能性があります．看護師への報告前に教員が不十分な箇所は改善してから看護師に報告するようにします．

看護師になる意思がないため，臨地実習に前向きに取り組むことができない学生もいるかもしれません．しかし，選択肢「3」のように，学生に看護師になる意思を問う方法は正しい対応とは言えません．看護師になる意思があるかどうかは，学生自身が決定することであり，教員が問うことは適切ではありません．

以上より，この事例のように報告が不十分な学生への対応には，GAS法を用いて学生の思考を整理することが正しい対応と言えるため，選択肢「4」が正答となります．

問題②－3 体験を用いた学習

学生Aさんが担当している患者がせん妄となり身体拘束を行うことになりました．学生Aさんから「患者さんがかわいそうだから身体拘束はしないほうがいいのではないでしょうか」という発言がありました．担当患者のせん妄を通じて学生の倫理観を養いたい場合，教員の対応として正しくないものはどれか1つ選びましょう．

1. せん妄となった患者の看護について学生間のカンファレンスで取り上げる
2. 学生Aさんの考えを傾聴する
3. 患者の状況と身体拘束の方法について学生に確認する
4. 患者の身体拘束は必要であることを学生に説明する

【正答】**4**

【解説】

臨床現場で働いている看護師にとって，せん妄を起こしている患者への対応を求められることはしばしばありますが，実習期間中の学生が体験することは決して多くはないでしょう．しかし，学生がこのような貴重な体験をした際には，学習教材として活用するようにしましょう[4)]．学生の倫理観の育成は，ブルーム・タキソノミーの情意的領域の学習目標に分類されます．教科書に書かれている事例ではなく，現実の体験を教材として活用することで，より真剣にこの問題を考えさせることができます．

選択肢「1」のように，Aさんが担当している患者のせん妄について，カンファレンスで取り上げる方法があります．他の学生や教員，あるいは看護師からのアドバイスにより，せん妄をどのように予防すればよかったのか，せん妄を起こした患者とどのように関わればよいのか，どうすれば患者の尊厳を保つことができるのか，というようにさまざまな問いかけを行うことで，広い視野でせん妄の患者を考えられるようになります．

選択肢「2」ですが，前述したように患者への身体拘束は医療現場における倫理的な問題を考える教材となります[17)]．Aさんは身体拘束が行われることに対して疑問を持っているため，まずはAさんの考えを傾聴することが必要です．

選択肢「3」ですが，対話を通じてAさんが患者の状況をどのくらい把握しているのかを教員が確認することも重要です．せん妄を起こした患者がどういう状況であるのか，またどういった身体拘束の方法が用いられているのかを問いかけてみるとよいでしょう．患者の状況や学生の考えを聞き出しながら，倫理について考えるようディスカッションをすすめていきます．

選択肢「4」のように，教員の意見を学生に押し付ける方法は正しい対応とはいえません．この事例では，A さんは身体拘束をしないほうがよいという考えをもっています．身体拘束は，臨床現場では患者や家族から同意を得た後，医療者間で十分検討したうえで行われています．まずは学生がそのように考えた理由を聞き出すようにします．必要に応じて，看護師や他の学生も交えてディスカッションを行う機会を設けます．

以上より，学生の意見を聞き出さずに教員が身体拘束の必要性を説明することは正しい対応とは言えないため，選択肢**「4」**が正答となります．

学びを深めるコラム ③

臨地実習で発問を活用する

臨地実習を行う施設の学習環境は教育機関とは異なります．実習施設には，ディスカッションの内容を板書するためのホワイトボードがなかったり，資料や文献をコピーする機械がなかったりすることもあります．また，実習施設によっては学生がカンファレンスを行う場所が確保できない場合もあります．教科書や参考書が手元にないことも多いため，教員は制限のある学習環境で学生の実習指導を行わなくてはなりません．このような学習環境でも，学生の学びを深めることができる教育指導法として**発問**があります．**発問**には，**理由**，**根拠**，**具体**，**抽象**，**結果**，**接続**，**賛成**，**反対**といった種類があります[1)]（表Ⅲ-15）．教員はこれらの発問を使い分けることで，学生個人の考えを引き出したり，学生の議論が深まるように導くことができます．

看護学生が教員に，看護問題の優先順位について相談に来た例を考えてみます．看護学生から「看護問題の優先順位で○○と□□のどちらを1番にすればいいのかわからないです」と相談があったとします．学生は看護問題の立案はできていますが，優先順位について悩ん

表Ⅲ-15 カンファレンスにおける発問の例

種類	発問の例
理由	なぜそのような看護問題を考えましたか
根拠	この看護問題を立案した根拠は何ですか
具体	具体的にはどのような指導が必要ですか
抽象	まとめると担当患者はどういった治療方針ですか
結果	その看護計画を実施したら結果はどうなりますか
接続	○○さんの意見に対して他の人はどう考えますか
賛成	○○さんの意見に賛成の人はいますか
反対	○○さんの意見に反対の人はいますか

でいる様子であるため，まずは「○○と□□の優先順位を考えるうえで何が妨げとなっているのか」のように理由について発問するとよいでしょう．「両方とも大事だから」「生命にかかわるから」あるいは「担当患者が訴えていたから」といった返答があるかもしれません．看護問題を立案した根拠を聞くことは，学生の思考の整理を促すためです．学生は教員との会話からこの問題を解決する糸口を見つけるかもしれません．

学生が優先順位を決める際に，教員から「本当にその優先順位で大丈夫ですか」のように，あえて反対の意見を問いかけるのも効果的です．これは**デビルズ・アドボケイト**と呼ばれる手法であり，学生の意見を否定することが目的ではなく，学生の意見とは異なる視点を与えることで，学生のより深い思考を促すことを目的としています．教員からデビルズ・アドボケイトを受けた学生は，改めて自分の考えた看護問題の優先順位やその理由，根拠について考えることになります．看護問題の優先順位は，看護師や教員を交えてカンファレンスを行ったとしても，最終的に明確な順番をつけることが難しい場合も多くあります．そのような場合，学生の看護観や倫理観を尊重し，学生自身が責任をもって自ら考えた看護を患者に提供できるようにサポートするとよいでしょう．

引用・参考文献

1）小林忠資，鈴木玲子（編）（2018）：看護教育実践シリーズ 4　アクティブラーニングの活用．医学書院．
2）緒方巧（2016）：看護学生の主体性を育む協同学習．医学書院．
3）中井俊樹，小林忠資（編）（2022）：看護のための教育学第 2 版．医学書院．
4）高橋平徳，内藤知佐子（編）（2019）：看護教育実践シリーズ 5　体験学習の展開．医学書院．
5）中井俊樹，小林忠資（編）（2017）：看護教育実践シリーズ 3　授業方法の基礎．医学書院．
6）佐々木めぐみ，大日向輝美（2021）：実習カンファレンスにおける看護系大学 4 年次生の経験．札幌保健科学雑誌，10，25-31．
7）内田雅子，今堀昌美，鈴木純恵他（2006）：成人看護学実習におけるケースレポートと発表会の学習効果：慢性期・終末期の実習を中心に．大阪大学看護学雑誌，12（1），11-22．
8）中島英博（編著）（2018）：学習評価（シリーズ　大学の教授法 4）．玉川大学出版部．
9）森朋子，溝上慎一（編）（2017）：アクティブラーニング型授業としての反転授業．ナカニシヤ出版．
10）松下佳代（2015）：ディープ・アクティブラーニング．勁草書房．
11）高比良祥子，吉田恵理子，片穂野邦子他（2016）：看護学生が抱く手術直後患者の観察における困難感と対処．日本看護研究学会雑誌，39（4），115-124．
12）浅井恵理，古川直美，堀田将士他（2016）：周術期看護に関するロールプレイ演習の学習効果．岐阜県立看護大学紀要，16（1），27-37．
13）田山友子，吉田久美子（2012）：模擬患者を活用したロールプレイによる校内実習の学習効果―訪問看護実習後のアンケート調査からの一考察．東京医科大学看護専門学校紀要，22（1），31-41．
14）小泉麗，伊藤和子，青木雅子（2019）：小児看護学領域におけるロールプレイを用いたシミュレーション教育の評価．武蔵野大学看護学研究所紀要，13（1），1-9．
15）名古屋亮子，中西順子（2020）：小児看護学実習における看護学生の報告に関する現状と課題．純真学園大学雑誌，9，39-46．
16）鈴木彩加，佐居由美，加藤木真史他（2020）：臨地実習に向けたシミュレーション教育の試み：看護師への報告．聖路加国際大学紀要，6，137-142．
17）村松妙子，片山はるみ（2019）：看護学生が 4 年間の看護基礎教育の中で経験した倫理的問題場面とその対応．日本看護倫理学会誌，11（1），50-58．

卒業研究に関する教育指導力を向上させる

学習目標

- ☑ **学生が卒業研究を遂行するために必要な教員の態度・行動を説明できる**
- ☑ **卒業研究における教育指導法の種類を説明できる**
- ☑ **個別，集団別に応じた卒業研究指導の留意点を説明できる**

○キーワード

リサーチクエスチョン，学生間ディスカッション，文献検索，研究計画書作成，倫理的配慮，研究発表会

卒業研究の指導は，授業，演習，実習の指導方法とは異なる点があります．研究指導には，長期間にわたり密接に関わる，個人指導と集団指導を往来する，共同体のなかで学ぶ，といった特性がある点です[1)]．教員には，目標達成に向けて研究活動の各段階を適切に設定し，学生の自律的な学びを長期間にわたって支援する指導力が必要になります．教員と学生との相互作用が目標達成に及ぼす影響は大きいので，個別指導と集団指導のバリエーションを多くもち，最適な指導方法を選択しなければなりません．卒業研究を履修する時期は，就職活動，実習，国家試験対策など，研究以外の課題もあります．部活動やサークル活動，アルバイトなども学生にとっては重要な活動です．そのため，学生が今どのような課題や活動を抱えているかを把握したうえで個人指導する力も必要です．

ここでは，卒業研究の指導力の向上を目的として，卒業研究の各ステップ（リサーチクエスチョンの設定，文献検索，研究計画書作成，倫理的配慮，研究実施，論文作成，発表会）における効果的な指導方法について学んでいきます．卒業研究での指導場面を想像しながら問題を解き解説を読むことで，理解を深めることができます．また，学生と教員の関係を築くために必要な要素も問題として取り入れています．教員の卒業研究指導力が向上することで，学生に研究の楽しさも感じてもらえるでしょう．

一般 問題① リサーチクエスチョンの設定

学生との個別面談において，リサーチクエスチョンを設定する際の発問として優先順位が最も低いと考えられるものはどれか1つ選びましょう．

1. どのようなテーマで研究を行いたいと考えていますか
2. 今考えている研究テーマ以外に関心をもっていることはありますか
3. 今考えている研究テーマを選んだ動機は何ですか
4. その研究は社会にどのように役立ちますか

【正答】2

【解説】

研究指導における教員からの**発問**は，発問時期やプロセスの点から，**キックオフ型発問，拡散型発問，収束型発問，メタ認知型発問**の4種類に分けられます[2)]．

選択肢「1」は，**キックオフ型発問**です．この発問は教員との初回面談時に用いられることが多く，学生の状況や特性を知ることができます．この発問後に，動機や原因を知るための発問に進むとよいでしょう．

選択肢「2」は，**拡散型発問**です．これにより，多様なアイデアを生み出し，幅広く多角的な観点から考えることができます．しかし，リサーチクエスチョンを設定する段階でこの発問をすると，アイデアがまとまらなくなり，時間を要してしまいます．また，学生は自分が考えたテーマを否定されたととらえてしまう恐れもあります．そのため，拡散型発問は個別面談時よりも，ゼミなどの集団指導時に取り入れるとよいでしょう．

選択肢「3」は，**収束型発問**です．この発問は，さまざまな考えを整理・統合して結論に導いていく際に有効です．学生は，この発問に対して，経験や知識を統合して自分なりに導いた研究動機を教員に伝えます．これによって，リサーチクエスチョンを絞り込むことができます．

選択肢「4」は，**メタ認知型発問**です．この問いに答えることは，研究にどのような意味や価値があるのかを俯瞰して考えることです．看護研究は自分の関心だけで成り立つものではなく，社会に役立つものでなくてはなりません．研究知見をどのように社会に還元できるかについて熟考することで，リサーチクエスチョンの妥当性を検証できます．

以上より，拡散型発問は，リサーチクエスチョンを設定する段階の個別面談では優先順位が低いと考えられるため，選択肢**「2」**が正答となります．

一般 問題② ディスカッションに活用できる教育指導法

ゼミ単位で個々の学生がもつリサーチクエスチョンを洗練させるために，学生間のディスカッションに活用できる方法として正しいものはどれか１つ選びましょう．

1. ジグソー法
2. パネルディスカッション
3. ファシリテーショングラフィック
4. デブリーフィング

【正答】**3**

【解説】

卒業研究は入職後の研究力の基盤を養う目的があり，EBP (Evidence-Based Practice) が求められます．EBP は，①実践を見直し疑問をもつ，②疑問を解答可能な形にする，③エビデンスを探す，④エビデンスを批判的に吟味する，⑤実践する，という５段階で進められるとされています[3)]．このうち，④批判的に吟味する能力を養うためには，学生同士のディスカッションの場を設ける方法があります．文献レビューを行いながら各自が考えたリサーチクエスチョンについてディスカッションすることで，洗練させることが期待できます．しかしながら，学生が自分の研究ではない他者の研究内容に対し，批判的視点で意見を出すことは簡単なことではありません．それゆえ，効果的にディスカッションを行うためには，教員によるファシリテーションも重要となります．

選択肢「1」の**ジグソー法**とは，ジグソーパズルのように１つの課題を複数の小課題に分解し，学生同士の学び合いによって再統合することです[4)]．１つの主課題について各自が調べたことを他の学生に伝える必要があるため，確かな理解が必要とされ，協同で問題解決や知識の深まりを得る力が養われます（Ⅱ部 p22 参照）．卒業研究は個人単位で取り組むことが多いため，ジグソー法を活用することは難しいでしょう．

選択肢「2」の**パネルディスカッション**とは，あるテーマについて，代表者である学生が議論する場面を他の学生が共有して学ぶ手法です[5)]．リサーチクエスチョンを洗練させるためには，決められたテーマについて議論するのではなく，自由にテーマを出し合うことが重要です．ゼミは学生数も少ないことから，学生全員でグループディスカッションを行うことが十分可能です．そのため，ゼミ単位でのディスカッションにパネルディスカッションを取り入れる方法は正しいとはいえません．

選択肢「3」の**ファシリテーショングラフィック**とは，学生の発言を板書し整理しながら議論の流れに沿った発言を促し，全体をまとめるために有効とされている指導方法です[6)]．学生はディスカッション中に，何について話しているのかわからなくなったり，リサーチクエスチョンの出発点が何だったのか忘れてしまったりすることがあります．書記を担当している学生が自分の手元に記録しているだけでは，参加者全員で内容の共有ができません．参加している学生全員がディスカッション内容を確認することのできるファシリテーショングラフィックは，効果的な指導方法であるといます．

選択肢「4」の**デブリーフィング**とは，演習を行った後に要点を報告することです．看護実践を行った学生とそれを観察していた学生が実践後に問題や解決方法を見出すための教育指導法です[7)]．一方，**ブリーフィング**は，実践前に要点を報告することです．学内での演習や実習場面では，両者は合わせて行われることが多いです．これらはリサーチクエスチョンを洗練させるためのディスカッションでは効果的な指導方法ではありません．

以上より，学生間のディスカッションによってリサーチクエスチョンを洗練させる際には，ファシリテーショングラフィックを用いると効果的であるため，選択肢「**3**」が正答となります．

一般 問題③ 文献検索・読解の指導

学生が文献検索を行う際の指導として正しくないものはどれか1つ選びましょう．

1. 図書館の司書に相談するように伝える
2. 関連する授業の資料を確認するように伝える
3. 論文を批判的に読む視点について指導する
4. 文献検索に関する学生の知識を確認する

5. 検索でヒットする文献数が多くても一通り確認するように指導する

【正答】**5**

【解説】

卒業研究の履修前に，学生は文献検索の方法を学んでいるはずですが，実際に研究テーマに関連した文献検索をすると，うまくいかないことがあります．そのため，教員は文献検索に役立つ資源を紹介し，学生が学んだ文献検索方法を思い出させて指導することが求められます．

選択肢「1」ですが，図書館などの学習支援施設の活用を促すことは重要です．文献検索の専門家である図書館の司書に相談に行くよう学生に促します．教員が指導することも重要ですが，学習をサポートする部署があれば，相談することも促すとよいでしょう．

選択肢「2」ですが，教員が最初から文献検索の方法を教えるよりも，既習の資料を確認するよう促し，文献検索の方法を学び直すよう指導するとよいでしょう．

選択肢「3」ですが，論文を批判的に読む視点について指導を行うことは，卒業研究を進めていくためには非常に重要です．批判的に先行研究を読むことで，多面的・客観的視点と，証拠に基づく偏りのない論理的思考が身につきます．自分が論文を書いた後にも，批判的に校正することができるようになります．

選択肢「4」ですが，文献検索に関する学生の既有知識を確認することは重要です．文献の発行時期や種類，シソーラス，インパクトファクター，絞り込み設定など，文献検索のポイントとなる用語や技術について早期に確認することで，研究指導をスムーズに進められます．

選択肢「5」ですが，文献検索を行った結果，膨大な数の文献がヒットして途方に暮れる学生は少なくありません．学生にすべての文献を確認させることは，多くの時間を浪費してしまいます．このような場合，文献検索に用いたキーワードや絞り込みの設定状況を確認してから，再度検索をさせるとよいでしょう．

以上より，文献検索を行ううえで，初学者であり研究期間が決まっている学生にとって，検索でヒットした文献を一通り読むことを促す指導は正しい対応とはいえないため，選択肢は「5」が正答となります．

一般 問題④ 研究計画書作成時の指導

研究計画書の作成を指導する際に正しくないものはどれか1つ選びましょう.

1. 最初に教員が研究計画書の作成を支援することを学生に伝える
2. 模範的な研究計画書を用いながら指導する
3. 学生間で研究計画書を発表する機会を設ける
4. 提出期日に間に合わなければ研究計画書を教員が作成する
5. 参考書や授業資料を用いて研究計画書を学生に自力で作成させてみる

【正答】**4**

【解説】

研究計画書は，多くの学生が初めて作成するため，必要以上に時間がかかることがあります．他の科目の学習や，就職活動，国家試験の学習なども必要となるため，効果的かつ効率的に指導することが求められます．指導にあたっては，**モデリング**や**コーチング**（Ⅲ部 p110 参照）のスキルを活用することができます．

選択肢「1」ですが，卒業研究の科目で初めて研究に取り組むことになる学生は多いでしょう．そのため，最初に教員は責任をもって支援することを学生に伝え，不安を取り除くとよいでしょう．

選択肢「2」ですが，研究計画書を書くことが初めての経験である学生に対して，教員が既に作成した研究計画書をモデルとして用いながら説明することも効果的です．この際，**パラグラフライティング**を意識して書くよう指導します．パラグラフライティングとは1つのパラグラフ（段落）で1つの主張を行い，複数のパラグラフを論理的に展開していく手法です．

選択肢「3」ですが，学生間で研究計画書を発表する機会を設けることも効果的です．学生同士の協同学習は，相互作用によって互いが刺激を受けます．また，相手への敬意を維持しながら反論するスキルを身につけることもできます[8)]．

選択肢「4」ですが，研究計画書の提出期日に間に合わないからといって，教員が作成してはいけません．卒業研究は授業の一環であることから，学生自身が作成する必要があります．教員は学生が初学者であることをふまえ，期日に間に合うように支援するようにします．

選択肢「5」ですが，参考書や授業資料を用いて自力で学生に研究計画書を作成させてみるとよいでしょう．学生自身で作成した研究計画書に対して，教員が指導や修正を行うことで，効率よく指導ができます．

以上より，提出期日が間に合わないからといって教員が研究計画書を作成することは正しいとはいえないため，選択肢「4」が正答となります．

状況設定 問題① 卒業研究の個別指導

研究テーマを「感染予防教育後の小学生の感染予防行動の変化」と設定した学生が，研究計画書の作成に関して相談に来ました．研究方法は，介入プログラムを作成・実施し，介入群と非介入群を比較する実験研究を予定していますが，倫理審査はまだ受けていません．相談に来たのは7月初旬でしたが，卒業研究論文の締め切りは12月初旬であるため，実験研究は間に合わないと考えています．

問題①-1 研究スケジュールの指導

この段階での指導として，正しくないものはどれか1つ選びましょう．

1. 研究計画書の研究スケジュールの実現可能性をチェックする
2. 詳細な介入プログラムを説明させる
3. 卒業研究論文提出までの手順を説明する
4. 主体性を尊重し，学生が立てた研究計画書通りに研究を進める

【正答】**4**

【解説】

研究計画書は，研究開始前後で修正が必要なこともあります．この事例では，実験研究が計画されていますが，倫理審査が必要となることを考慮すると，早ければ7月に倫理審査の書類を提出し，8月に審査を受けたうえで9月に開始できる可能性はあります．しかし，研究対象となる小学校との日程調整，調査の実施，データ収集後の分析，論文執筆を考えると，12月初旬の締め切りまでに卒業研究論文を完成させるのは難しいでしょう．学生にとって，研究に必要な労力や時間を見通すことは極めて難しいものです．そのため，教員は成果や進捗に関するフィードバックを学生に与え[9)]，学生の研究スケジュールを管理していく必要があります．

選択肢「1」ですが，まずは学生が立てた研究スケジュールの実現可能

性をチェックし，研究遂行に無理がないか学生に伝えます．もし，実現が難しい場合は，教員による修正が必要となります．

選択肢「2」ですが，計画通りに進むかどうかは介入プログラムの内容によるところも大きいため，詳細な説明を学生に求めることが必要です．もし，実現不可能な介入プログラムを設計しているようであれば，早期に修正をする必要があります．

選択肢「3」ですが，学生が研究計画書の作成から論文を提出するまでの手順を理解していないことも推測されます．教員が論文提出までの手順を説明することで，研究の進捗状況と今後の予定，実現可能性について再考することを促します．

選択肢「4」ですが，学生が立てた研究計画に沿って進めると論文提出に間に合わなくなり，単位認定が難しくなる可能性もあります．学生の主体性を尊重することも大切ですが，研究スケジュールを教員が管理することも大切です．教員は，卒業研究の期限に間に合うように学生に関与しましょう．

以上より，この事例のように，論文の提出に間に合わなくなることが予測される学生については，研究計画書が提出された段階で，現実的な計画となるように教員が指導する必要があります．そのため，そのまま研究を進めることは正しいとはいえないため，選択肢「4」が正答となります．

問題①－2 研究実施前の倫理的配慮に関する指導

教員からの指導・助言を受け，この学生は研究方法を実験研究ではなくアンケート調査による実態調査研究に変更しました．対象者の年齢は小学6年生とし，アンケートの質問項目の検討は終了したため倫理審査の申請書類を作成することになりました．申請書類を作成する際の指導として正しくないものをすべて選びましょう．

1. 国際看護師協会の倫理綱領を確認するように伝える
2. 倫理審査に関する学内の規定やフォーマットを確認するように伝える
3. 「人を対象とする生命科学・医学系研究に関する倫理指針ガイダンス」を確認するよう伝える．
4. 倫理審査の申請書類を学生が作成することは難しいため教員が作成する

【正答】**1，4**

【解説】

ある大学の7年間にわたる調査結果では，看護学生が行う研究方法のうち，文献研究が47％を占めていました[10)]．文献研究ではなく，この事例のように看護学生がアンケート調査を実施する研究は少なくないです．そのため，人を対象とする調査を行う研究では，対象者が不利益を被らないように，学生が倫理的配慮をふまえたうえで調査するように指導する必要があります．

選択肢「1」ですが，**国際看護師協会（ICN）**が作成した倫理綱領には，看護師と看護学生の倫理的価値観，責任，職務上の説明責任が明記されており，看護師が担うさまざまな役割のなかで倫理的な看護実践を導くものとされています[11)]．これは，看護師の職務としての倫理について書かれているため，倫理審査の申請書類の作成に活用することは難しいです．一方，日本看護協会が公表している**看護研究における倫理指針**[12)]は，倫理的配慮を検討するうえで参考にすることができます．

選択肢「2」ですが，学内の規定やフォーマットを確認することで，学内ではどの程度の倫理的配慮が求められるか，また，どういった項目が必要となるかがわかります．規定によっては，学内の学生を対象とした研究ができないこともあるので注意が必要です．教員が先に指導するのではなく，一度学生自身に確認させる機会を設けるとよいでしょう．

選択肢「3」ですが，倫理審査は，厚生労働省が作成している**人を対象とする生命科学・医学系研究に関する倫理指針ガイダンス**[13)]に従って主に審査が行われます．学生に関連箇所を指定して確認させることで，倫理審査の基準を知る機会となります．

選択肢「4」ですが，学生にとって倫理審査書類を書くことは難しいかもしれませんが，将来的に研究を実施する可能性もあるため，学生自身に書かせることが必要です．教員は書かせる前に書類のモデルを示したり，倫理審査前には書類の内容を確認し修正を行ったりします．

以上より，国際看護師協会の倫理綱領は看護師と看護学生の倫理的価値観について記載されており，また教員が倫理審査の申請書類を作成することは正しい対応とはいえないため，選択肢**「1」「4」**が正答となります．

問題①-3 研究実施時の倫理的配慮の指導

倫理審査委員会からの承認を受け，調査を実施することになりました．アンケートの配布と回収が行われた後に，学生が「自由記述の入力を研究グループではない学生に担当してもらってもいいか」と尋ねてきました．しかし，倫理審査委員会に提出した申請書類と異なる対応であるため問題があると考えました．教員による指導として，正しくないものはどれか1つ選びましょう．

1. 研究グループ以外の者への依頼は，認められないことであると伝える
2. 倫理審査の申請書類を学生と確認して問題点を指摘する
3. 倫理的配慮に対する理解が不十分であるため研究遂行ができないと伝える
4. 研究グループ以外の学生が協力することの問題点を説明する

【正答】**3**

【解説】

倫理審査委員会からの承認を得ていることの重要性を認識できていない学生がいます．この事例のように「自由記述の入力」だけなら問題ないと考えているかもしれません．しかし，倫理審査は，研究に関わる人や研究倫理を遵守する方法についても審査します．教員は，学生が倫理審査の承認内容に沿った行動をしているか確認する必要があります．

選択肢「1」ですが，倫理審査で承認を受けていない人が研究に関わることは認められません．研究計画書に記載された内容は，研究者自身が守る必要があります．将来研究に携わる者として，学生時代から研究倫理を遵守することの必要性を身につけておく必要があります．

選択肢「2」ですが，学生はなぜその行動が問題になるかを理解できていません．教員と学生が一緒に審査書類を確認することで，学生はどの部分が問題となるかを認識することができます．

選択肢「3」ですが，事例のようなことは倫理的に認められませんが，学生は事前に相談しています．まずはその行動を認め，適切に対処すれば研究は遂行できることを伝えます．具体的な修正点を示すことなく課題遂行の不備を指摘し続けることは，根本的な問題解決にはならないどころか，学生の学習にもつながらないため不適切な指導方法といえます[14)]．

学生は研究に関して初学者であるため，倫理的配慮に対する理解が不十分であったとしても，何が問題になるかを丁寧に説明します．そのうえで，学生の研究が遂行できるように支援することが教員には求められます．

選択肢「4」ですが，倫理審査で承認されている人以外が研究に関わることは，個人情報や研究アイデアの漏洩の可能性があります．将来的に，職場でこのような問題が発生しないように，学生にこの問題の重大性を理解してもらう指導が必要です．

以上より，倫理的配慮に対する理解が不十分であるからといって研究遂行ができないわけではないため，選択肢「3」が正答となります．

状況設定 問題② 研究発表会と論文作成の指導

研究が完了し卒業論文を完成させた学生で，卒業研究発表会を実施することになりました．発表会への参加者は下級生を含む学生および学内の教員です．

問題②－1 発表会に向けた準備の指導

発表会においては，発表者はスライドを使って発表することになっており，資料は当日に参加者に配付されます．発表時間は1人15分で，質疑応答時間は10分となっています．発表会に向けた準備として，正しくないものはどれか1つ選びましょう．

1. 発表会で配付する資料の内容は学生に任せておく
2. 発表会本番と同様の手順で発表会の予行演習を行う
3. 参加者から質問を受けたときの対応について，検討しておく
4. 参加する下級生に対して，事前に発表会の目的や意義などを説明する

【正答】**1**

【解説】

研究発表会は，研究の意義や知見を発信することで，研究や社会の発展につなげることを目的としています．看護学生にとっては，研究内容を発表し，意見交換を行うことで，研究の意義や課題，今後の展望を知ることができます．

選択肢「1」ですが，発表会に用いる資料は，参加者が発表者の研究を

理解するための重要な手段です．初めて研究発表会資料を作成する学生も多いため，スライドの枚数や発表内容の構成を事前に教員がチェックしておく必要があります．

選択肢「2」ですが，時間通りに発表できるか，伝わりやすい発声ができているか，スライドにわかりにくい部分はないかといった点は，予行演習で気づけるものです．また，発表会本番に近い環境で練習することで，当日の自分の心理や態度をイメージすることができます．そのため，当日までに予行演習を取り入れることは効果的です．予行演習の際には，学生同士のピア・レビューを取り入れることで，発表者と参加者の双方が学ぶことができます．

選択肢「3」ですが，発表後の質疑への対応は臨機応変さが求められることから，難しい課題です．想定される質問を，ゼミなどで検討しておくことも効果的です．また，発表会本番での質疑応答時の作法について，教員が事前に説明する必要もあります．例えば，最初に謝意を伝える，論理的・簡潔に話す，回答できない場合には誠実にわからないと伝える，などです．

選択肢「4」ですが，発表会に参加する下級生には，事前に発表会の意図や聴講することの意義，聞く姿勢を説明しておくとよいでしょう．納得できるときはうなずいたり，メモを取りながら聞くことで，参加した下級生自身の学びとなります．また，議論を深めるための発問を例示することで，下級生の発問を促すことができます（表Ⅲ-16）．

以上より，発表会に配付する資料の内容は事前に教員が確認しておく必

表Ⅲ-16　議論を深めるための発問の例

種類	発問の例
理由	なぜ○○と考えたのですか
根拠	データのどの部分を根拠にそのように判断しましたか
具体	○○とは，例えば，どのようなことがありますか
抽象	一言でまとめると，どのように表現することができますか
結果	その結果，何が起こりますか
接続	○○さんの意見に対して，どのように考えますか
賛成	○○さんの意見に賛成の人はいますか．また，なぜ賛成ですか
反対	逆の立場に立つと，どのようなことが考えられますか

文献15)をもとに筆者作成

要があるため，選択肢「1」が正答となります．

問題②－2　教員による講評

すべての学生の発表が終わった後に教員により講評を行うこととなりました．発表者と聴講生の双方に効果的な講評として正しいものをすべて選びましょう．

1. 研究の不十分な箇所は改善策と合わせて述べる
2. 発表者にねぎらいの言葉をかける
3. よくできていた点はその理由を含めて講評する
4. 研究結果と看護実践における意義を関連づける
5. 個人と集団へのフィードバックを使い分ける

【正答】**1，2，3，4，5**

【解説】

発表会の意義は，研究で明らかになったことを他者と共有し，知識を発展させることです[16)]．学内発表では，同学年の学生だけでなく下級生が聴講しているため，発表者と参加者の双方が研究意欲を高められる講評が求められます．

選択肢「1」ですが，講評においては問題の指摘とともにその克服に有用な対策を示すことが必要です[17)]．一方的に不十分な箇所を指摘するだけでは学生はどのように改善すればよいかわからないため，改善策についても助言するようにします．

選択肢「2」ですが，学生に対するネガティブフィードバックだけでは，学生の不満が募り，学習意欲の減退につながる可能性があります．教員がポジティブフィードバックとして，ねぎらいの言葉をかけることで，学生は学習意欲を高めることができます．

選択肢「3」ですが，よくできていた点について講評を行う際は，理由とともに行うようにします．漠然とした講評では学生は何がよかったのかわかりません．そのため，「○○の点が非常にわかりやすかったです」「□□の箇所はとても深く考察がされていると感じました」というように，具体的な理由ともに講評を行うようにします．これによって，学生は，その行動を今後も繰り返すことができるようになります．

選択肢「4」ですが，卒業研究の指導においては，「看護学特有の研究方法の習得や倫理的判断力の育成を念頭において，現行の看護実践の改革と深くかかわりをもたせて指導をすることが，とりわけ大切」[18)]とされています．そのため，現場経験のある教員が，研究結果の看護実践への貢献度について述べることで，学生に研究の価値を伝えることができます．

選択肢「5」のように，フィードバックは個人と集団とで使い分けるようにします．発表会を聴講している学生集団に対しては，講評時間内にフィードバックする必要があります．発表や質疑応答内容のなかで，聴講している学生が今後の研究に活かすことのできる点についてフィードバックします．発表している個人に対しては発表内容や発表方法の改善点，質問への応答内容，今後の研究の方向性などを詳細にフィードバックします．

以上より，発表会での講評では，不十分な箇所は改善策とともに述べること，発表者にはねぎらいの言葉をかけること，よくできていた点は理由とともに講評することが重要です．また，教員は個人と集団へのフィードバックを使い分け，研究と看護実践をつなげるような補足説明を行うことも大切であるため，選択肢「1」「2」「3」「4」「5」のすべてが正答となります．

問題②－3 論文作成に向けた指導

研究発表会が終わり，大学の紀要に，学生を筆頭著者，指導教員を共著者として論文投稿することになりました．論文作成の指導において，正しくないものはどれか1つ選びましょう．

1. 投稿に向けてGROWモデルを用いて目標や計画を設定して指導する
2. 紀要の投稿規定を確認するように伝える
3. 紀要に投稿されている先行研究は参考にしないほうがよいと指導する
4. 発表会で指摘のあった箇所は修正するように指導する

【正答】**3**

【解説】

看護基礎教育において，学生が学会誌に論文投稿をする機会は多くありません．しかし，論文の投稿経験を経ることで，看護研究の成果を学会発表や学会誌へ公表する方法を学ぶことができ，その意義も理解することが期待できます．

選択肢「1」のGROWモデルはコーチングの技法の1つです（II部 p44参照）[19]．目標として投稿論文を作成することを確認したうえで，投稿先の規定や先行研究を把握させ，その中から最適なものを選択させ，投稿意思を確認します．このように，GROWモデルを用いることで指導を段階的に行うことができます．

選択肢「2」ですが，投稿先の規定には，文字数，体裁，参考・引用文献の書き方などが明確に規定されているため，その確認は不可欠です．発展的な指導においては，投稿先の規定だけではなく，一般的な論文規定，例えば，医学雑誌編集者国際委員会（ICMJE）が定める医学論文執筆時の規定[20]などについても目を通しておくよう伝えてもいいでしょう．

選択肢「3」ですが，紀要の先行研究は最も身近なモデルと言えます．実際に採択された先行研究を読むことでモデルを見つけることができます．

選択肢「4」ですが，この事例では，発表会で改善点について助言を受けている可能性もあります．それらをふまえて修正して投稿することで，論文としての質を高めることができるでしょう．

以上のように，投稿論文を作成するうえで紀要に投稿されている論文を参考にする方法は正しいといえるため，選択肢**「3」**が正答となります．

学びを深めるコラム ④

卒業研究における指導方法を考える

卒業研究指導を行う教員には研究の知見が必要ですが，研究知見をすべて学生に伝えようと教員が意気込み過ぎると，学習目標を超える課題を学生に求めてしまう可能性もあります．卒業研究の担当教員は，学生の能力や意欲，ニーズを把握し，どこまでの内容を求めるかの個別判断が必要となります．

また，卒業研究指導はゼミ単位で任されることが多く，長期間にわたって密接な関係が続くことから，教員と学生の相互作用に影響が出やすいという特徴もあります[21]．学生同士の軋轢も生じやすいため，学生の個性やグループメンバーの関係性に応じて，指導方法を柔軟に変える力が教員には求められます学生は，他のゼミの教員との指導方法の違いに不満を抱くことがあります．卒業研究指導は教員間で進め方を詳細に統一することは難しく，指導教員による指導方法には差が生じるものです．しかし，この差が大きくなると学生の不安や不満は高まり，教員を変えて欲しいといった要望が出るかもしれません．そのため，「なぜこの方法を用いるのか」を学生に説明する力が求められます．

表Ⅲ-17 は「博士前期課程（修士課程）に在籍する学生が“良い”と思った研究指導」のリストです[22]．これは卒業研究を指導する教員が身につけておくべき指導方法とも言えます．これをチェックリストとして活用し，教員は自らの指導方法を振り返るとよいでしょう．教育指導法を改善する努力を怠らないことで，教員はロールモデルになれます．学生に研究の意義や楽しさを学んでもらい，卒業後に看護研究によって看護実践の向上に寄与する人材に成長するよう，指導教員としての力量を身につけていきたいものです．

表Ⅲ-17　博士課程前期（修士課程）に在籍する学生が“良い”と思った指導

	項目	
1.	他者に気づかれないよう混乱している学生に助言する	①全過程を通して常に教員が維持すべき態度
2.	おだやかな態度を維持する	
3.	研究遂行に先立ち，必要事項を順次指導する	②学生の研究の進捗状況や能力を査定した結果として展開すべき教授活動
4.	質問に対する回答の具体例を提示する	
5.	問題の指摘とともにその克服に有用な対策を示す	
6.	学生が判断不可能な部分に判断を下す	
7.	未経験の活動をイメージできる教材を提示する	
8.	指導の機会を頻繁に設ける	
9.	他学生の修論指導に参加する機会を提供する	
10.	学生の思考速度に合わせ，指導を進行する	③指導に対する学生の反応を取り込み，指導の効果向上を目指す教授活動
11.	理解しやすく説明する	
12.	理解できるまで説明を反復する	
13.	タイミングよく学生に助言を提供する	
14.	研究遂行に必要な課題達成状況を査定し，査定結果を学生に伝える	④学生が確実に研究を進行するために必要な教授活動
15.	指導終了後に次回の指導日時を決定する	
16.	学生に問題の有無を確認し，問題部分に支援することを伝える	
17.	研究者としての教員自身の信念を語る	⑤学生の将来への展望を導く教授活動
18.	教育者としての教員自身の信念を語る	

文献22）より引用

引用・参考文献

1）近田政博（編著）（2018）：研究指導（シリーズ　大学の教授法 5）．pp.4-6，玉川大学出版部．
2）同上 p.33．
3）坂下玲子，宮芝智子，小野博史（2020）：系統看護学講座別巻　看護研究．p.22，医学書院．
4）小林忠資，鈴木玲子（編）（2018）：看護教育実践シリーズ 4　アクティブラーニングの活用．p.86，医学書院．
5）同上 pp.60-61．
6）同上 p.65．
7）中井俊樹（編）（2019）：看護教育実践シリーズ 5　体験学習の展開．pp.104-105，医学書院．
8）デボラ・L. ウルリッチ，ケリー・J. グレンドン（高島尚美訳）（2002）：看護教育におけるグループワークのすすめ方．p.9，医学書院．
9）近田政博（編著）（2018）：研究指導（シリーズ　大学の教授法 5）．p.12，玉川大学出版部．
10）三上聖治，加賀谷唯，長谷川菜希他（2015）：看護学部学生の卒業研究の実態とアプローチの問題点．弘前学院大学看護紀要，10，47-51．
11）国際看護師協会（2021）：ICN 看護師の倫理綱領．https://www.nurse.or.jp/home/publication/pdf/rinri/icncodejapanese.pdf（2023 年 10 月 1 日確認）
12）日本看護協会（2004）：看護研究における倫理指針．https://www.med.shimane-u.ac.jp/rinriiinkai/Nursing%20research%20ethics%20guidelines.pdf（2023 年 10 月 1 日確認）
13）厚生労働省（2021）：人を対象とする生命科学・医学系研究に関する倫理指針ガイダンス．p.114．
https://www.mhlw.go.jp/content/000769923.pdf（2023 年 10 月 1 日確認）
14）舟島なをみ（2015）：研究指導方法論．p.218，医学書院．
15）小林忠資，鈴木玲子（編）（2018）：看護教育実践シリーズ 4　アクティブラーニングの活用．p.63，医学書院．
16）坂下玲子，宮芝智子，小野博史（2020）：系統看護学講座別巻　看護研究．p.271，医学書院．
17）舟島なをみ（2015）：研究指導方法論．p.213，医学書院．
18）文部科学省（2004）：看護学教育の在り方に関する検討会（第 6 回）配付資料 2．https://www.mext.go.jp/b_menu/shingi/chousa/koutou/018-15/siryou/04013001/002.htm（2023 年 10 月 1 日確認）
19）中井俊樹，小林忠資（編）（2017）：看護教育実践シリーズ 3　授業方法の基礎，第 5 章発問を取り入れる．p.62，医学書院．
20）International Committee of Medical Journal Editors（ICMJE）（2017）：Defining the Role of Authors and Contributors．
https://www.icmje.org/recommendations/browse/roles-and-responsibilities/defining-the-role-of-authors-and-contributors.html（2023 年 10 月 1 日確認）
21）舟島なをみ（2015）：研究指導方法論．p.195，医学書院．
22）同上 p.213．

おわりに

本書は，看護教育に携わるすべての人に教育指導について考えてもらいたいという願いを込めて，①看護教員が教育について体系的に学べる，②学んだことをすぐに実践できる，③教員間で教育に関して意見交換ができる，の3つを目標に全体の構成を考えました．また，可能な限り前向きに読んでもらえるように，問題集形式を採用することにしました．

問題と解説は，看護教員が読んで納得ができるように執筆者の経験や教育学の理論を根拠にしながら，何度も議論を重ね，さらに，多くの現役看護教員からのアドバイスもいただきながら修正を重ねてきました．しかし，教育の難しさはその流動性にあります．実験室で条件を厳密に整えた実験とは異なり，教育実践は常に変化し続けています．それゆえ，解説に学術的根拠を示すことが難しいものもあります．皆さんが本書で身につけた教育指導力を授業で活用する際には，自らの看護観や教育観，教育機関の方針を踏まえて，一度検討してから取り入れるようにしてみてください．本書で学んだことをきっかけに，既存の参考書を用い，教育に関するより専門的な知識や技術の習得を目指してもらえれば大変うれしく思います．

既刊の『看護教員のための　問題と解説で学ぶ教育評価力トレーニング』では，学習目標に対する学生の到達度を的確に評価したり，評価対象に合わせた適切な評価方法を選択する能力を養うことができます．『看護教員のための　問題と解説で学ぶ教育設計力トレーニング』では，講義や演習，実習科目を体系的かつ一貫性を保持して設計する能力を向上させることができます．本書『看護教員のための　問題と解説で学ぶ教育指導力トレーニング』とこれらの既刊書が，皆さんの教育力の総合的な向上に寄与することを願っています．

本書の刊行にあたり，医学書院の大野学氏には本書を執筆するきっかけをいただき，本書の全体を通じたアドバイスと，問題や解説の部分には貴重なフィードバックをいただきました．この場をお借りしてお礼申し上げます．最後に，プライベートな時間を返上した本書の執筆でしたが，支えてくれた妻と癒しを与えてくれた息子に心から感謝します．

2023 年 11 月

大串晃弘

索引

和文

あ

い

お

か

き

く

け

こ

さ